何のために生き、死ぬの？

——意味を探る旅

近藤裕，太田塁 著

QUI ES-TU?

地《ぢ》湧《ゆう》社

推薦のことば

帯津三敬病院名誉院長
日本ホリスティック医学協会会長　帯津良一

ホリスティック医学とは、からだ（身体性、BODY）、こころ（精神性、MIND）、いのち（霊性、SPIRIT）が一体となった人間まるごとをそっくりそのままとらえる医学である。このホリスティック医学を追い求めて二十五年、いまだ、これを手にしたわけではない。日暮れて道遠しの感は否めない。しかし、二十五年には二十五年の重みはある。さすがにホリスティック医学が少しだけ見えてきた。ホリスティック医学とは生と死の統合であるということが見えてきたのである。

そう、生きながらにして生と死を統合するのである。並大抵のことではない。これまで、生と死を統合したなと確信できた人は三人しか居ない。いや、三人も居るというべきかもしれない。

四人目の候補の一人が近藤裕先生である。いつだったか沖縄でお会いしたとき、老後に話が及んだことがある。

「老後？　私に老後は無い。老後は死んでからです！」と激しく叫んだものである。

その近藤先生が新鋭の奇才太田塁とのコラボレーションによって、生と死を語っている。刮目《かつもく》し、耳を澄まして、拝聴しようではないか。

まえがき

近藤　裕

〝いのち〟という〝サムシング・グレート〟な存在から生まれて、「人間」と名づけられたこの生命。その一人ひとりの人間に宿る底知れぬ不思議に満ちた〝いのち〟の神秘性を深く想う。〝いのち〟を宿す存在。そのすべてにはかり知れない意味があるにちがいないと……。人間に宿る〝いのち〟の神秘性に想いを馳せた生理学者のアレクシス・カレルは「人間、この未知なるもの！」と感嘆の声を上げた。南太平洋の海辺に佇《たたず》み、夕陽の美しさに胸打たれ、人生の来し方、行く末を想いめぐらせた画家ポール・ゴーギャンは「我々はいずこより来たるや、我々は何者なるや、我々はいずこに行くや？」と普遍的な問いを人類に投げかけた。

人生の旅は、この人間のいのちの存在の意味と生き方を求める航路であるのだろう。この世に一つのかけがえのない〝いのち〟として誕生した瞬間に、その〝いのち〟はヒトから人間になる旅を始める。その旅そのものが、生きる意味と生き方を探る旅なのだ。迷路多きその旅路における喜怒哀楽の体験の一つひとつも、その〝いのち〟にもたらす意味を内に秘める事象であるにちがいない。旅路を往く先ざきでふれあう数知れない人々との出会いにも、その〝いのち〟の運命に深い影響を与える意味と価値が隠されているのかもしれない。

本書は、人生の意味と生き方を問う一人の青年と、晩秋に生きる初老の私という二人の〝青年〟の出会いに始まり、人生という名の旅をダイアローグを交わしながら歩んだ、旅の記述と対話の記述である。

何のために生き、死ぬの？——目次

プロローグ

出会いの縁《えにし》――近藤　裕

「人間は、一生のうちに逢うべき人には必ず逢える。しかも、一瞬早すぎず、一瞬遅すぎない時に……」と、教育哲学者の森信三は綴っている。

そんな「逢うべき人」との出会いは、「いつどこで、どんな状況において生ずるというのだろうか?」と懐疑心や、逆に期待を抱く人も少なくないだろう。あるいは、その「逢うべき人」とは「どんな人だろうか?」と好奇心を募らせる人も。

私は、自身のこれまでの人生の歩みを振り返る時に、そういう「逢うべき人」との出会いともいうべきいくつかの巡り合わせがあったと思う。「思う」という確信のない表現を用いたが、それは「今にして思えば」あの人、この人との出会いが、「逢うべき人」との出会いであったにちがいない、と気づくに到ったということなのだ。その人と私の関係が

「逢うべき出会い」にふさわしい心の交流とか、魂のふれあいが生じなかったと思える人物が、私のこれまでの人生に何人もいることを、後悔の念と共に認めざるを得ない。

出会うべき人との出会い。それは邂逅《かいこう》ともいうべきもの。単なる偶然の巡り合わせといって片付けられないもの。また片方だけの努力によって出会いの運命を左右するものではないだろう。

森信三は「縁は求めざるには生ぜず、内に求める心なくば、たとえその人の面前にあるとも、ついに縁を生ずるに到らずと知るべし」と言う。偶然な出会いと「サムシング・グレート」（〝神〟〝仏〟）な存在の力（働きかけ、摂理）に導かれた双方の交流の積み重ね。邂逅は、その結晶として生ずるものかもしれない。

ある日、一人の青年が、沖縄本島の恩納村《おんなそん》の「うりずんの家」（私が建て、居を構えていた癒しのスペース）に、私を訪ねて来られた。名を太田塁といった。青年は人生の居場所や自分が何をすべきかを迷っていた。

あれから数年の歳月が流れた。この間彼は「自分を語り」「自分の心」との対話の時を重ねた。その歳月は「自分自身を探す旅」、「本当の自分の魂との邂逅の旅」であったと言ってよいだろう。また、この数年の間の時を重ねた彼と私の交流は、双方の「魂の対話」であったとも思う。

本書は、この二人の対話の物語である。今も続く彼と私との対話の記録である。彼と私の歳の差は、約半世紀もある。それぞれに異なった時代と環境に育ち、生き、異なった思考のパラダイムを持って生きているにもかかわらず、すべての人間が共有する魂が往き交う体験に基づく対話は、双方にとって、より深く、より意義ある人生を営む心の糧となったことは間違いない。

私たちの対話を記述し、あえて公にすることを通じて、読者自身の「魂」との出会いと対話をもたらすきっかけになるならば幸いである。

夢とともに橋を渡る

太田　塁

偶然は、願って得られるものではない。共著者の近藤裕氏の言葉を借りれば、「すべては必然で、偶然は存在しない」という。今はその意味がよくわかるような気がしている。とはいえ、必然という名の偶然、それも心踊るような縁《えにし》やきっかけが重なった時、そこに何とも言えない、重層なオーケストレーションに包まれるような肌粟立つモーメントを感じるものだ。

本書は旅先の夢物語から始まった。二〇〇五年春、フランス・ルルド（正確にはルールド）での研修ツアーを終えてパリで迎えた夜、高層ホテルのラウンジから、エトワール広場へと続くシャンゼリゼ通りに帯状に流れる自動車の無数のライトを見下ろしながら嗜《たしな》んだお酒につられて語った夢。「いつか、共著を」。

西暦二〇〇〇年。新しい世紀の到来に期待をふくらませ、世界中が浮かれたムードに包まれるなか、日本は時まさに沖縄ブームであった。バイロン卿的な、少し的外れの冒険心や感傷で、私は沖縄へと移住した。当時近藤氏は沖縄の地をベースキャンプとした、まさに〝沖縄発世界へ〟ともいえる全人的ホリスティックな癒しをテーマとするNPO法人の研究センター設立の夢を長年温め、実現への一手を準備していた。そこで、私はそのアシスタントをさせていただいた。冗長な定款や趣意書をまとめる作業や、研究センターの広報機能についての企画や提案に苦心したこと、エコツアーの下見のために、沖縄本島北部ヤンバルの慶佐次《けさじ》川で、マングローブをかき分けながらカヌーで競漕し合ったことも今ではよい思い出である。近藤氏の人となりをそのまま立体にしたかのような「うりずんの家」での歓談の一時に、目を啓かれる経験もしばしばした。あるいは、沖縄の海山の幸に舌鼓を打ち、音の幸に鼓膜を委ね、人の幸に心の鼓動を重ね合わせた。

その後研究センターは諸般の事情により解散に到ったが、近藤氏の情熱は、形を変えて燃え続けていた。その夢の続きの一つが、ルルドへの研修ツアーであり、さらにその続きがこの一冊の共著なのである。

はじめに夢ありきであった。だから、本書で伝えたいメッセージは何かと冷静に自己に問う場面では、実際その明確な答えに窮することが何度もあった。また同時に、そうであるからこそ、この偶然の夢物語が必然となるだけの理由が、内に穂をつけるまで、決して強行な刊行はしないと心に決めていた。形にするためだけの本なら、それは私たちが作る必要はないからである。近藤氏も同じ想いであった。実にゆるやかな、しかし真剣な進行である。

二〇〇五年秋、企画の打ち合わせもかねて近藤氏と雑談している時に、本文の内容の中で宗教問題に言及する箇所がある件について、「宗教を意味する英語 religion の語源は、本来ラテン語では、橋の架け直しや和合・和解を意味するのだ」という近藤氏からの示唆があった。その時は、ははぁ、なるほど、と思ったものだが、その後数か月心の隅でその意味を燻蒸《くんじょう》していてふと気がついた。そう。まさしく、この夢の一冊は、人と人や人と事象の「〝橋渡しをする人／したい人〟への橋渡しの本」なのではないか、と気がついたのである。近藤氏であればきっと「愛の人と成るための橋渡しの一冊」と表現されるであろう。

しかり、はじめに夢ありきである。だから、押しつけも教育も、啓蒙すらもいらない。それは、本書の主旨に関して言えば野暮に過ぎるからである。この一冊はあくまで、「〝橋渡しをする人／したい人〟への橋渡し」へのヒントや視点、あるいはこの二人の著者のヴィジョンを提示するに留まるだけでいいのだと考えている。言うまでもなく、著者二人は、世代も考え方も互いに異なっている。展開されるヴィジョンは多様であり、その明暗もまた愉し、である。この「多様な書き手」と読み手が、縛り合わずに共奏する「場」にこそ、より自由な解釈や軽やかで柔軟な発想が生まれ、もってそこに本物の双方向性が立ち上ることであろう。

世の中に、〝近藤裕の子どもたち〟がどれだけ存在するかしれない。私は、教育学者でもセラピストでもない。だから私にいたっては、近藤氏の学問上の弟子とも職業上の弟子とも言えない。それを言うことは分をわきまえぬことだ。

しかし、私はある面においては、近藤氏とは互いの転換期を開示し合う関係であったし、人間・近藤裕の一番近い場所にいた者の一人であると自負している（見よ、ラカンが嗤《わら》っている!!）。だからこそ胸を張って、この夢は、おそらくこの二人でなければ決して実現しなかったであろうと考えているし、その意味で私は、いわば〝魂の弟子〟として近藤氏とのコラボレーションに誠実に対峙《たいじ》したつもりである。

いつからであろうか、「無理のない範囲で」が、近藤氏との別れ際の合い言葉になっていた。多忙なお互いを気遣えばこそのこの一言に、尽きせぬ配慮を感じながら、この企画を進めてきた。

本書では、この夢の語られたルルドへの旅での体験をきっかけとしながら、そこにちりばめられたさまざまな事象について、共に、ある時は同じ場所で、ある時は別の場所で、互いにリンクし合いながら必然的に共有し合った事実や場所、テーマをめぐって、著者二人のそれぞれの発想が展開されていく。

二人の筆者が提示する発想が抱える数多くの接点と隔たりの行き来を通じて、この一冊の夢を筆者と読者とで旅することが、それぞれの抱えるさまざまな文脈やシチュエーションに働きかけ、単なる「夢の共有」から積極的な「橋渡し」へと昇華していくことを願ってやまない。

あのパリでの夜以来、この共著が完成する日が来ることを夢に描いた。そして、その夢が実現した。だが、これもまた夢の続きである。

第1章——癒し合う出逢い

出逢いの人生——ルルドでの癒し

近藤　裕

癒しを求める旅立ち

ここ三年の間に、日野原重明先生を団長とする「スピリチュアル・ケアの体験による研修ツアー」に三度参加した。

第一回目は、二〇〇三年の夏の終わり。フランスの奇跡の泉として知られているルルドと、フランス各地の病み、老いた人たちのためのプログラムと施設を訪ねる旅であった。第二回目は二〇〇四年の初夏。イタリアの各地に存在する聖地を訪ねる旅。そして第三回目が、二〇〇五年十一月に古代文明の発祥の地であるギリシャとトルコの遺跡を訪ねる旅であった。

まずこのギリシャとトルコの旅での私の体験に少し触れよう。約一週間の短い旅であったが、日野原先生は、文化勲章受章の直後で、多忙な日々であったにもかかわらず、相変わらずの健脚で旅を続けられ、旅の途上、私たちの心を揺さぶる感話を折々に語られた。その感話に耳を傾けながら、私は、自分自身の魂との対話を試みた。

アテネのアクロポリスの丘で、数千年も立ち続けてきたパンテオンの神殿の回廊の遺跡を見上げながら。コリントの遺跡では、回心したパウロが書き綴った「コリント人への手紙」を想い起こしながら。聖母マリアが生涯の終わりの何年かを過ごしたといわれるエペソの丘で。カッパドキアの地下都市や石柱の住居跡を巡り歩きながら。それぞれの歴史のひとこまを刻み、遺された人たちの状況や、人々の心の袖に想いを馳せながら想像をふくらませた。

と同時に、永々と続く歴史の流れの中で、今ここに生きている（〝生かされている〟と言うべきか）私の人生を振り返り、存在の意味を問う対話を試みた。

これまでに、人生の旅路でいくたびか想いを馳せたポール・ゴーギャンの問いかけ「我々はいずこより来たるや、我々は何者なるや、我々はいずこに行くや?」を私の魂は再び聞いた。「今、この時に生きている私は何者なのか? その意味は何か?」「なんのために生きつづけているのか?」と問う私自身への答えを探し求めた。

改めて問う。「人は、なんのために生きているのか?」これは、私たち人間が、人間であるがゆえに必ず、いつかは聞かねばならない問いかけではないかと思う。この問いが、普遍的なものであるならば、普遍的な答えがあってもよいと思うのだ。それを、誰が与えることができるだろうか。

五木寛之は、「誰にも通用するような普遍的な人生の目的などない」というようなことを言っている。「それは、各自が、自ら納得する答えを生み出すしかない」とも言う。とすれば、私の人生の旅は、私自身の答えを求める旅であると言ってもよい。自分の人生を生きる意味を探し求める旅を続けることこそ、そのこと自体に私が生きている意味があるのかもしれない。つまり、私が、私の人生において体験する、一つひとつの事象と対面し、私の心との対話を続けることに生きる意味があるのかもしれない。

そんな、私の心の中の自分との対話を試みるに到った体験のいくつかをこれから綴ることにしよう。

その一つ。二〇〇三年の夏の終わりに参加したルルドへの旅で体験した私自身の「癒し」の話を少し綴る。

ルルドの泉の「奇跡」をどう受け止めるか

二〇〇三年九月の初頭に、縁があってフランスにおける「スピリチュアル・ケアの体験による研修ツアー」（団長・日野原重明）に参加し、フランス国内の施設を訪ねた。このツアーのハイライトがルルドの訪問であった。

ルルドは病人が癒される泉があるところとして知られている。世界の国々から、主としてカトリックの信者たちが訪れる「聖地」だ。その数は年間五百万人におよぶという。ルルドの泉の水を求めに、また泉の霊水による沐浴のために、聖母マリアのとりなしを求める祈りのために、ミサに参列するために、人々は群をなしてやってくる。病人はもちろん、病人に付き添う家族も、車椅子の人も。中にはストレッチャーに寝たままミサに参加する人もいる。

この癒しの泉の水で体の病が現実に癒される「奇跡」を体験したという例は、実際に存在するという。

ルルドには医師たちが何人も常駐している。「霊水」によって「病気が治った」という報告を本人や家族などから受けると、医師団はそれが医学的に証明できるかどうかを検証する作業に入るという。医師団にはカトリックを信奉しない医師も加わっていて、偏見や独断によって「奇跡による癒し」という断定を下さないようにしているという。

どうしても治癒した要因が医学的には解明できないという事例のみ、地区の教区の大司教に報告される。そして大司教の名において「奇跡による治癒」であると公表されるという仕組みになっているという。このようにしてルルドの霊水による奇跡的治癒と認定された事例は、希少だが現実に起こっている、と医師団の代表医師は語っていた。

『癒された人々――聖母と祈り』（パウロ・グリン著、カトリック登美が丘教会）には、癒しの奇跡の実例がいくつも記されている。臓器移植研究の基礎を築き、ノーベル医学・生理学賞を受賞したアレクシス・カレルもルルドを訪ね、奇跡的な癒しを体験した病人の実例に接した。同書にはそうした話も多々含まれている。

「人間の限られた理性では理解できない不思議（wonder）な現象は、この世の中に少なからずある。それが科学的に証明できないからといって、存在の事実を否定できず、それを非科学的であるとも言えない。それを否定すること自体が非科学的ではないか」

先の代表医師はこのように語っていたが、この考えに私も賛同する。

一つの不思議な出来事がその当事者にとって素敵な体験であれば、その人にとっては「奇跡」（miracle, wonder 驚くべき出来事）として受け入れられている。そういうワンダーフル（wonderful 驚きに満ちた）な出来事が、ルルドでは日常的に起きているように私には思えた。

ルルドはヒーリング・コミュニティ

ピレネー山脈の麓《ふもと》に広がる美しい裾野《すその》の谷間に建つさまざまな施設や会堂には、病んだ人たちが続々と集い、群をなしていた。百五十年前に聖母マリアが少女ベルナデットに現れたと伝えられる洞窟の入り口でぬかずき祈りを捧げる人は、早朝から深夜に到るまで後を断たない。病人やその付き添いの家族などをケアする施設もある。大きく、見事に完備した施設だ。この地ルルドには実に多くのボランティアが働いている。世界各国からボランティアとして働きに来ている。ルルドを訪れる病める人たちに手厚いケアを供している。病人に付き添ってくる人たちの世話もする。これらボランティアの人たちの手厚いケアを立派な施設で受ける病人たちの精神や心が、まず癒されるにちがいない。

ルルドでは、毎夜、聖地の中心にある会堂前の広場で、ロウソクの光によるミサがおこなわれる。時間がくるとロウソクを手にかざし、列をなしてあちこちから集まってくる。そのさまは実に厳粛な光景だ。広場の前の数列は、ボランティアや家族に押されて集うストレッチャーに寝たままの病める人たちで埋まる。次に車椅子の人たちの列。歩ける人や健常者はその後方に並ぶ。こうして集う人たちの数は数千名におよぶ。

とかく病人や障害者は、健常者や社会から疎外され、特別視されるという体験を日々重ねるなかで、精神や心が萎えてしまったり病んでも不思議ではない。けれども、人々から敬意をもって接せられ、手厚くケアされるという体験が彼らの心に安らぎを与え、病んだ精神に癒しをもたらしたとしても不思議ではない。人間としての尊厳の回復が、病んだ人の心と精神を癒すのだ。それが萎えていた身体の機能の回復をもたらし、病気の治癒を招くこともあるのだと思う。

ルルドは、まさにその場所そのものがヒーリング・コミュニティであり、そこには〈癒し〉のエネルギーが溢《あふ》れている。

ルルドへの旅では、私自身も〈癒し〉を体験した。長年にわたって心の中に淀んでいた傷、母との関係に起因するトラウマ、心の病・傷が癒されるという体験をした。

幼児期の私や両親についての記憶は好ましいものではない。仲の悪い両親はよく言い争っていた。子どもの目の前で殴り合うこともあった。母は家出を繰り返していた。喧嘩をした後に家を出ては、二、三日して戻ってくるということを繰り返していた。小さな風呂敷包みを抱え、台所の木戸をそっとあけ、暗闇に消えていく母の後ろ姿を、床の中で涙しながらいくたびも見た。不安におびえた。そんな状況をもたらした父への憎悪と怒りを表に出すたびに、父親の厳しい折檻《せっかん》や暴力を受けた。

また、父親は私に「男らしくあれ」「長男らしくあれ」と求め、強いた。そんな父親の期待に添えない自分、不完全な自分が受け入れられなかった。そして、そんな自分が嫌いなために悩み苦しんだ。

こういった家庭環境が私の人格形成や性格的特徴に影響を与えたことは言うまでもない。「自信がない」「たくましさがない」「見栄を張り、うわべをつくろう」「内にこもる」「自己開示ができない」といった性格特徴を身につけた。社会的能力にも欠け、健全な人間関係を創ることもできなかった。万引きを繰り返すという反社会的行動をもたらすことにもなった。

学校でいじめられていても、両親に告げられなかった。告げても、「おまえが悪い」「駄目な人間だから」と責められ、裁かれた。我が家には「許し」も「癒し」もなかった。

ここでは、私の学童期から青年期を経て成人する過程においてのさまざまな出来事を綴る余裕はない。一度、入水自殺未遂した出来事はすでにいくつかの拙書の中に書いた。

やがて、こういった成育歴に影響され、人の心のケアをする職業の選択に到り、今日に到った。しかし私自身が幼児期、学童期に受けた心の傷、トラウマが癒えるのには長い長い年月を要した。セラピーをいくたびか受けたが、完全に（？）癒されることはなかった。

いまだに癒されていなかった問題、それは、私には両親に対して負の感情を抱きつづけてきたという自責の念があり、それに悩まされていたことだった。両親を許すことができないでいる私の心は苛《さいな》まれ、その苦しみから解放されていなかったのだ。そういう自分を裁き、許すことができないという二重の拘束の因となっていたのであった。

ルルドで心の傷が癒された体験をする

あの日の早朝、私は、癒しの泉の洞窟の中にある聖母マリアの像の前で、いつとはなしに自分の罪を悔い改め、赦しを求め、祈っていた。ふと、目を上げると、涙で濡れた私の目に映った聖母マリアの顔が、いつのまにか私の母の顔に変わっていた。今は亡き母の顔が聖母マリアの顔と一つに重なっていたのだ。そして、その母が私に語りかけている言葉を聴いた。

「私への怒りや憎しみ。当時の状況にあっては当然のこと。自分を責めなくてもいいのだよ。私は許しているのだから。私の方こそ許してほしい……」

それは、母を通して語る聖母マリアの声であったとも思う。

その時、聖書に語られている十字架上のイエスの言葉が私の心の中でこだましていた。イエスが十字架上にはりつけにされた時、その十字架上で神に祈られた言葉だ。

「父よ、彼らを赦したまえ、彼らは何をしているのかがわかっていないのだから……」

私は一瞬、自分の背筋に走る何かを感じた。

父や母への怒りと憎しみを捨てきれない醜悪さ。そういう自分を嫌悪する私が、そのまま受け容れられ、赦されていることへのおののきを感じながらも、そのことを私は受け容れてよいのだと自分に言い聞かせたのだ。その瞬間、何重にも重なり合っていた私の心の傷は消え去り、癒えていることを知った。「知る」というより、私の魂の奥の深いところで安らいでいるのに気がついたのだ。

「癒し」とは共働の営み

その時、一つの思いが私の脳裏に浮かんだ。私は、これまでカウンセリングの世界で、さまざまな問題を抱えて相談に来られるクライアントに対して、私自身がその問題や、クライアントの弱さ、病んでいる状態をあるがままに受け容れることの重要性を認識し、それを実践する努力を重ねてきた。しかし、その努力も、所詮、不完全な人間の営みであったのだ。

また、クライアントを受容しているつもりでも、心の底では、無意識的に、あるいは潜在意識においてクライアントの非を裁き、どこかで拒んでいる思いがあったかもしれない。

そのように私の受容がたとえ不完全なものであったとしても、クライアントによって私が受け容れられた時に、そのクライアント自身が自分を許し、自身をあるがままに受け容れるという現象が生じるのではないか。そこに、心の奥深いところでの癒し、真の（うわべでも、部分的でもない）癒しが生じるのではないだろうか、と。

こういった心理現象を一言で表現すれば、「受容の受容」（accepting the acceptance 受容されていることを受け容れること）になるだろう。しかし、この「受容の受容」という概念は、理屈ではわかり得たとしても、実践となるとなかなか実行しがたいことなのだ。

私の過去四十数年にわたる臨床の中で、そういった体験を味わったことがどれくらいあったのだろうか。そういう体験があったと思える瞬間は、きっと不完全な私の受容をそのままよしとして受け容れてくれたクライアントによる受容を、私が受け容れ、私自身の魂が自責の念《おもい》から解放された時かもしれないのだ。この双方の受容の中に癒し合う関係が生じるのではないかと思う。「癒し」とは、一方的に健常者が非健常者に「施す」ようなものではなく、共働の営みとしての「奇跡」なのだ……。

癒される体験によって人は再生する

こうして、罪責感の足枷《あしかせ》から解放された私は、「あなたの新しい人生の旅立ちを祝福しよう」という神の声も聴いた。また、自己受容の極致へと導かれ、「再生」の人生に旅立った。この「癒し」を体験した私は間もなく「運命の女性《ひと》」と出会い、再婚することとなった。

「赦し」は人を「癒し」、「癒される」体験によって人は「再生し」、人生において果たすべき課題に取り組む出で立ちが可能になるということを、私自身の体験を通して実感している。

「再生」した私の最初の仕事は、心のケア、特にスピリチュアル・ケアが人格形成にどのように関わってきたかを検証する作業に取り組むことだった。

ルルドを後にする前夜、ロウソクの光によるミサに参加した。聖堂の前の広場に列をなして集まってくる人たち。その光景に私は病める人たちの心の疼《うず》き、魂の疼きの波動を感じた。

私の躰は熱くなった。私の心も魂も。目の前に居並ぶ人たちの心と魂と共鳴した。

この日の朝、私は自分が長年抱えていた心の傷が癒されるという体験へと導かれたことへの感謝の念に満たされていた。そして祈った。

ここに集まっている何千もの人たち（病める人たち、付き添っているその家族、そしてボランティアの人たち）が、今ひたすらに求めている「癒し」をこの地ルルドで体験できるようにと。この地でのスピリチュアル・ケアを受けることにより、体の病の癒し、心の癒し、魂の癒しがこの人たちに訪れるようにと。さらに、今、この地球上でさまざまな「傷」を負っている人たちに「癒し」がもたらされるようにと。

この夜、私は、私のこれからの人生において「なすべきこと」「いまだ成し遂げていない使命」を改めて想い起こし、それを達成する決意を固めたのだった。

〝傷ついた癒し人〟としての再生

ルルドへの旅から戻った私は、ここに綴った私自身の〝癒しの体験〟を臆せず友人や知人たちに語った。プライベートな席でも、公の席でも。また、先に綴ったようなルルドで固めた決意に基づき書き綴ったものを、『スピリチュアル・ケアの生き方』（地湧社）と題して上梓した。その私の体験に興味を抱かれ、ルルドを訪ねたい方たちの願いに応じて、二〇〇五年の四月末にルルドを再度訪ねる機会を得た。

私の呼びかけに応じてこのツアーに参加した太田氏は、旅の途上は多くを語らなかった。想いに耽り、常に何かを書き留めていた。

次の文章は、帰国後に太田氏が綴ったルルドへの旅においての彼自身の魂の対話の一端である。

街は自然に抱かれ、聖地は街に抱かれ、人は聖地に抱かれる
――ルルドの泉体験記

太田　塁

〝魂のレコンキスタ〟が許可した西欧への旅

これまで、国内外を問わず、少なからず旅を重ねてきたつもりだが、どういうわけか、私はヨーロッパを訪ねたことがない。もちろんフランスも、はじめて足を踏み入れる国だ。フランスという国から、これまで意識的／無意識的に距離を取っていたのは、おそらくさまざまな、あるいはどうでもよい理由からであろう。このフランスへの距離感を形成する、偏屈で理不尽な、そしてきわめて単純な思い込みの原因は大きく三つの時期で分類できるであろう。

少年時代の私にとってフランスは、日本から遠い国なのか近いのか、素敵な国なのかそうでないのか、そんなことはどうでもよく、カリカチュアライズされて漫画的になったイ

メージ。頭の中だけで勝手に造り上げた〝耳年増のフランス〟は、大概の大衆的感覚と変わらぬお粗末な認識であったことを告白しよう。

青年期。この時期の私にとってのフランスは〝仏蘭西〟であった。その理由は複雑で、どれか一つを紐解いてすべてが明快に説明できるような類のものではないが、そのいくつかを挙げれば、あの頃自分が所属していた、曖昧だが拘束的なカテゴリーや気分から見たフランスは〝仏蘭西〟であった、ということだ。文化芸術にしても、思想哲学にしても、政治経済にしても、愛も料理も音楽も、いつも突飛でトリッキーに見えたのだ（もっともそれらが、重厚な歴史とそれへの反駁との相克の賜物だと知ったのは後のことだ）。

と同時に、あの頃の私が憧れるすべてを、実はフランスが持っていたのかもしれない。つなぎ止めたいすべてのものを〝仏蘭西〟にさらわれるような、大袈裟に言えば惨めな敗北感があったのかもしれない。のみならず、永く追いすぎていたアメリカへの執着に、優柔不断の態度で決着をつけかねていた時期であったため、アメリカ以外に真剣に目を配る余裕がなかったのも事実だ。

その後。これを何の時代と呼ぶのか、私は言葉で表現する術を知らないが、いずれにせよこの時期、実は一瞬〝仏蘭西〟は〝フランス〟へと近づきかけた。というのも、大学時代に薫陶を仰いだ哲学教授の勧めもあって、半年ほど集中的にフランス語の勉強をしていたからだ。

しかしながら、思いのほか語学が上達しないこともあって、〝フランス〟は再び〝仏蘭西〟へと遠のいていった。

〝仏蘭西〟を身近に引き寄せた契機は、皮肉にも若い時分に久しぶりに味わった、痛恨の行き詰まりであった。

もともと反キリスト教的視点に立っていたのも、これはキリスト教そのものへの批判的立場ではなく、それが包含する政治性（両者が不可分であるという指摘は措《お》くとして）への態度であり、長年の研究テーマが特にアメリカ黒人の問題に深く関係していたため、この社会的／政治的／歴史的病理の原因となった中世ヨーロッパの植民地主義と、それを支えてきたキリスト教的文明化論に違和感を抱いてのことだった。しかし、いわゆる無神論的アンチ・クライストではなかったし、学生時代はプロテスタント系の大学で、進んでその文化に親しむなど、多分にスピリチュアルな志向もしていたが、特定の神を信仰の対象に選ぶことを回避していたのは確かである。

それが研究に行き詰まり、青春を費やしたアメリカの文化研究でもさまざまな意味で壁に突き当たったのだ――そう、つれない運命からひじ鉄砲を一つ二つ喰らったのだ――が、しかしこれを契機とした魂の彷徨こそが、私に西欧への目を啓いたことになるのだから、運命とは奇なるものである。

その頃師事した近藤裕氏が教育学を志しセラピストになる以前は牧師であったことや、著書に感銘を受けて飛び込みで出会った四谷の聖イグナチオ教会のイシドロ・リバス神父との交流が、それまで蓋をし、拒絶してきた己の中の血の滾《たぎ》りに再び熱を与えた。

昔から、自分の体内に幾分かの西欧人の血が流れていることを知っていた。自分のルーツにあるヨーロッパ。この頃、生まれてはじめてそのことを強く、激しく意識した。さらに、そのルーツのよすがが決して復元されるものでないと知れば知るほど、それを別の形で取り戻したいという想いはいよいよ募った。かつて、さまざまな個人的な事情から拒絶してきたヨーロッパ。よもや自分が、その側にいたなんて!!

善かれ悪しかれ、自分の遺伝子に記されたこのルーツへの渇望を、もはやとどめることはできなかった。まだ研究に打ち込んでいた最後の段階では、アメリカ黒人の文化研究はそのまま、アメリカ帝国主義への批判的分析へと醸成されていたし、その点で、反アメリカニズムとの関係から、不幸にして長崎に投下された原爆によって焼き尽くされて二度と掘り起こすことのできなくなった自己の生物学的ルーツへの強烈な郷愁も拍車をかけた。またアメリカ黒人の文化を追うにつれ、その問題意識の根源となった私自身のブラジルでの幸福な時間や、そこで幼心に感覚したカトリック的な文化への、懐古趣味的な心情の揺れ動きも経験した。

あのタイミングを振り返ってみれば、その大半は、己の体にいかばかりか流れる西欧人の血と、それが育んできた自己のアイデンティティを、文献や映像によってではあるが、検証し確認することに費やされた。

一面では血塗られたキリスト教の歴史を学び知りつつも、己に流れるコンキスタドーレスの血潮は、いやおうなく西欧への共感や憧憬を促してゆく。

こうした、いわば〝生煮え〟の状態の己の中の西欧と、少し本腰を入れて向き合ったのがようやくこの時期で、それはある面では意外に遅かったと言えるかもしれない。

しかし、西欧人の私の祖先に関するいっさいの手がかりが、暴力によって消失してしまった今、私と祖先をつなげているのは儚《はかな》いファンタジーであることを認めざるを得なかったし、そういう意味で、このファンタジーを掘り返し、事実と向き合うことで、それを壊してしまうことはまた恐ろしくもあった。

だがここ数年、にわかに己の中に西欧文化に対するシンパシーが膨れあがってきたことを自覚しているし、それは文字通り一種のアイデンティティ欲求として沸点まで高まっていたのである。

あれから数年。灰燼《かいじん》に帰した己のルーツの断片的な復元に取り組んだことは、私の中のメンタルな、あるいはスピリチュアルな意味においての国土回復運動＝〝魂のレコンキスタ〟であったと考えられる。

フランスへ、というよりもまずヨーロッパへの旅がしたくなった。これはある意味で、〝魂のレコンキスタ〟を経た超自我からの、西欧指向への許可でもあった。西欧を見聞する必然性、そしてリアリティが一気に開花したのである。


パリ〜トゥールーズ〜ルルドへ　二〇〇五年四月二十六日、火曜日

現地時間十七時二十分、パリ・ド・ゴール空港に到着。十二時間ぶりの一服に、馴れ親しんだはずの煙草が容赦ない。

もし私が骨相学の大家でもあったのなら別だが、そうでない私にとって、フランス人といっても他の西欧人と区別がつかない。ここに非常な興味を掻き立てられる。厳密に言え

ば差異はあるであろうが、傍目《はため》には大差ないその外見を持ちながら、なぜ陸続きの隣国同士が、アメリカの独立戦争や南北戦争ですら生温く感じられるほどの血なまぐさい戦争を繰り返したのか。その理由のいくつかを、世界はすでに知っているし、もう少し深いところで私も知っているが、統一ヨーロッパの澄まし顔の下が、妙に不穏で薄気味悪い。同一性の仮面は、人間の闘争心を抑制できるほどに成熟しているのだろうか。

さておき、国内便を駆って一時間弱でトゥールーズへ。さらにバスを乗り継いで、今度は陸路でルルドへと向かう。途中車窓からは、夕陽を受けたピレネー山脈の稜線が濃く空を縁取る。

バスで二時間あまり、やがてルルドに到着。ホテルは、奇跡の泉を擁する聖域にほぼ隣接し、聖域まで徒歩にして三分という好ロケーション。クラシカルなロビーと、昔ながらのエレベーターが迎える、雰囲気のいいホテルだ。

ここルルドは、人口わずか一万五千人の街であるにもかかわらず、年間約五百万人の人が各国から巡礼に訪れる土地で、なんでもパリについで二番目にホテルの多い場所であるとか。

フランスに永く住む友人の一人が、「西欧の聖地は思いのほかカジュアルだ」と表現していたが、それはかつて住んだブラジルでも経験済みだ。果たして、まさにその通り。あたり一帯お土産屋や神具のお店で賑わい、夜中でも人通りが絶えない。さながら伊香保温泉の佇まいだ。

いや、これはあながちはずれではあるまい。日本の温泉もそれぞれのルーツをたどれば、奇跡や伝説に彩られ癒しの場として機能してきた、いわば聖地。その周囲に、神社仏閣とお土産物屋がずらり軒を連ね、そこは、聖俗の混在する場だけが放つ独特のエネルギーを発する。

ルルドもしかり、である。

聖域に抱かれ、奇跡の泉に涼を求める　二〇〇五年四月二十七日、水曜日

ホテルのベッドで眠りにつくや朝まで快眠。聖母が夢に現れる間もなかったのは残念だ。この日は、ツアーそのもののハイライトとなるルルドの奇跡の泉を訪ねる。

朝食を済ませ、まずは聖域に向かう。先述の通り、ホテルから聖域までは、わずか数分の距離だ。聖域の入り口から坂を下り、我々を迎えるのは聖母マリアの像だ。ここルルドに縁のある聖母像は、お告げを聞いて奇跡の泉を掘り出した聖ベルナデッタの説明に基づ

いて作られているという。白い衣に青い帯を巻き、腰にはロザリオ（数珠）、足もとには薔薇があしらわれる。聖母像の足もとに伏し、我を忘れて主イエスへのとりなしを祈る老人が二人。

振り返った目線の先、見る者をその峻厳さで畏怖させるのがロザリオ聖堂だ。聖堂の見学は後回しに、先に教皇聖ピオ十世を記念して作られた礼拝堂でのインターナショナル・ミサ（国際ミサ）を見学する。インターナショナル・ミサでは、ラテン語はもちろん、フランス語、イタリア語、ドイツ語、スペイン語、英語など、数か国語で祈祷があげられる。

ミサを経て、再び聖母像へと引き返し、そのまま通過していよいよ、ロザリオ聖堂およびシュペリウール・バジリカ聖堂の見学へと向かう。正面から見ると一つの聖堂のように見えるが、実はこの聖堂は二重構造になっており、外階段から中二階に上がると、その奥にシュペリウール・バジリカ聖堂がある。遠近法の妙で、二つの建物が重なって一つの大きな聖堂のようだ。

この中二階からは聖域を一望できる。この高見ではじめて気がついたことであるが、聖域は、あたかも聖母の手が幼子を包み込むような形状に設計されているようにも見える。

聖堂を抜けて山道を下ると、流れの速いポー川に出る。この畔《ほとり》、ちょうど聖堂の背面真下にあたる位置にあるマサビエールの洞窟こそが、聖ベルナデッタが聖母のお告げに従って掘り出した、奇跡の水の湧く泉のある場所だ。

すでに泉ではミサが執りおこなわれており、周囲は信徒で溢れ返っている。その頭上、やや小高い岩肌の壁面に、やはり聖ベルナデッタの言葉通りに作られた聖母マリアの像が優しく見下ろす。すでに述べた通り聖域内の聖母像はすべて聖ベルナデッタの話をもとにして作られているが、後年聖ベルナデッタは「どれも似ていません。マリア様はもっと美しかった」とにべもなかったとか。

さてここ聖地ルルドに来て、巡礼者が必ずすることにはいくつかあるそうだが、1．奇跡の泉の水を飲む、2．奇跡の泉の水を汲む、3．奇跡の泉の水で沐浴する、4．マサビエールの洞窟の壁に触れる、5．聖母マリアにロウソクを供える、といったところであろうか。

私は、まずはこの奇跡の泉から引いて来た水を飲むことから始めた。私に奇跡が起こるかどうかはわからない。また、水の味について、特別かそうでないか、思い込み以上の分析はできない。しかし、ようやく辿り着いた聖地の水を特別な感慨なく飲めたといえば、

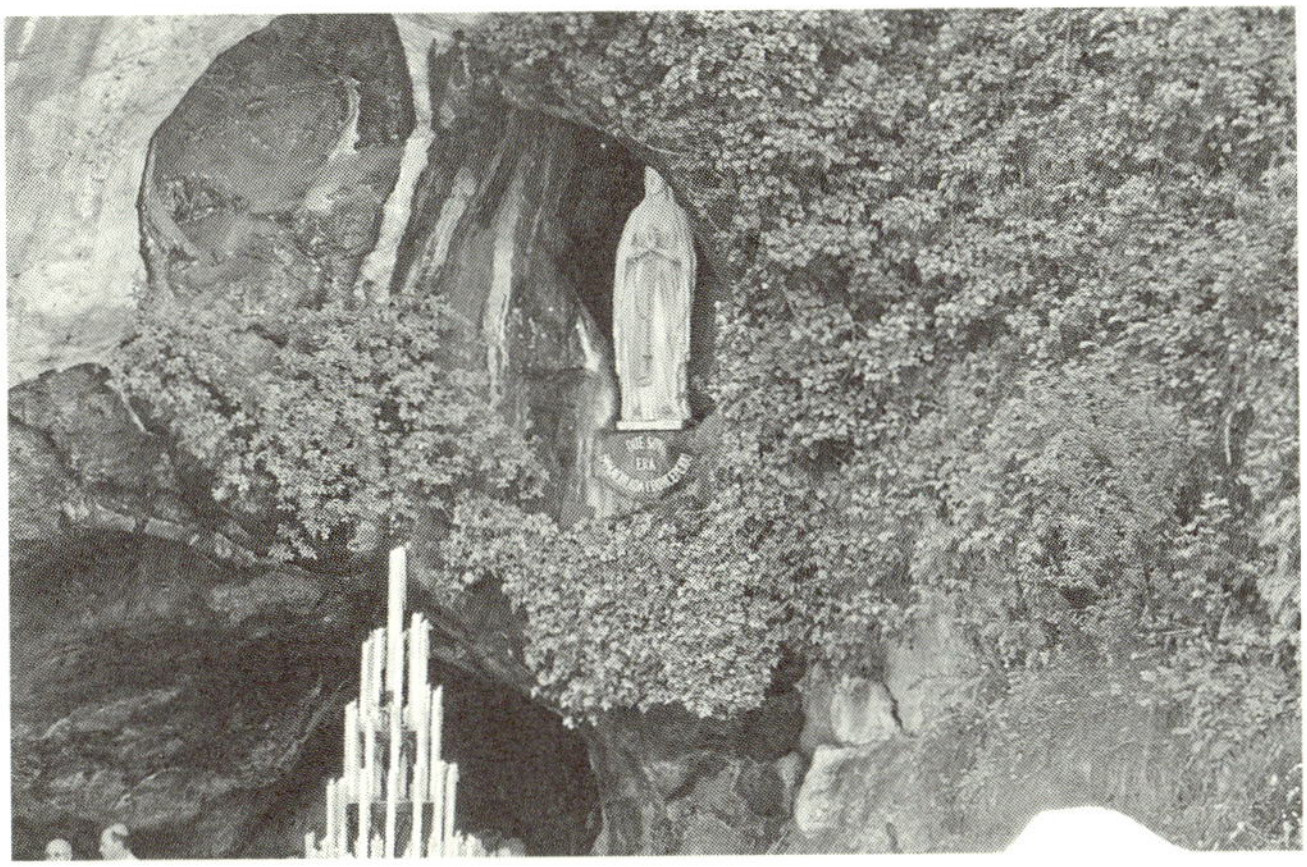

聖母のお告げによって奇跡の泉が湧き出したマサビエールの洞窟

これは嘘になろう。

この水飲み場からまっすぐ聖域を抜けると、ちょっとした商店街「洞窟通り」に出る。この洞窟通りから少し逸れたところに、聖ベルナデッタの生家がある。

少女の純真が起こしたルルドの奇跡

大変貧しい羊飼いだった少女ベルナデッタは一八五八年、十四歳の時、現在のマサビエールの洞窟付近で妹と薪拾いをしていた際、はじめて聖母マリアの出現に遭う。続いて、聖母を目撃して三日目「あと十五日間この洞窟に来なさい」とのお告げを土地独特のオック語で聞く。

結局合計十八回にわたって聖母はこの少女の目の前に姿を現し、ついに聖母は少女に「ここを掘り、草を食《は》みなさい」と告げる。ちなみに最後のお告げまで、聖母は自らを名乗らなかったという。最後のお告げでようやく、「私は無原罪の御宿りを受けた者です」とラテン語で打ち明けたそうである。だからこそ、ラテン語はもちろん神学用語など知らず、地元のオック語しか解さないはずのベルナデッタが、この女性の正体について地元の神父に説明したことから、これはただ事ではないと調査が開始されたのである。

果たしてベルナデッタは四つ這いでそのお告げを実行したが、この獣の姿は罪人の清めを表していると現在では解釈されている。

周囲の皆が、少女は気がふれたのだと思い始めたその矢先、岩場から水が湧き出した。この水を飲んだり浴びたりした人の病気や怪我が次々に癒されていく。この奇跡の水の噂は噂を呼び、ルルドはやがて癒しを求めて巡礼に訪れる人々で活気づくようになる。

これがいわゆる「ルルドの泉の奇跡」だが、こうしてルルドは、のちに列聖された一人の少女の神秘体験によって一躍キリスト教の聖地となったのである（ちなみにルルドの聖母の祝日は二月十一日）。

我々はこの日の夕食後、ロウソク行列に参加した。それぞれが、聖母に捧げるロウソクを手に持って聖域を練り歩く宗教行事だ。おそらく、この日ルルドの街を訪れていた巡礼者、観光客のほとんどがこの行列に参加したであろう。無数の人が掲げるロウソクの火が、次第に暗くなりゆく空の下、何万条もの筋となって水平移動するさまは幻想的だ。聖域を一周し、聖堂の前に辿り着く頃には日はとっぷりと暮れ、聖堂内部はもちろん、階段、踊り場、広場、ありとあらゆる場所を、ロウソクを掲げる人が埋め尽くす。

そこには、大きな渦の中で、文化や信仰の違いなど、数えきれないほどの曖昧さを抱えたまま目的もなく歩を進めてきた自分がいた。

神秘的な灯りのページェントに浮かされたままホテルに戻り、夢見心地で日本の家族にハガキをしたためる。就寝しよう。明日は沐浴が控えている。

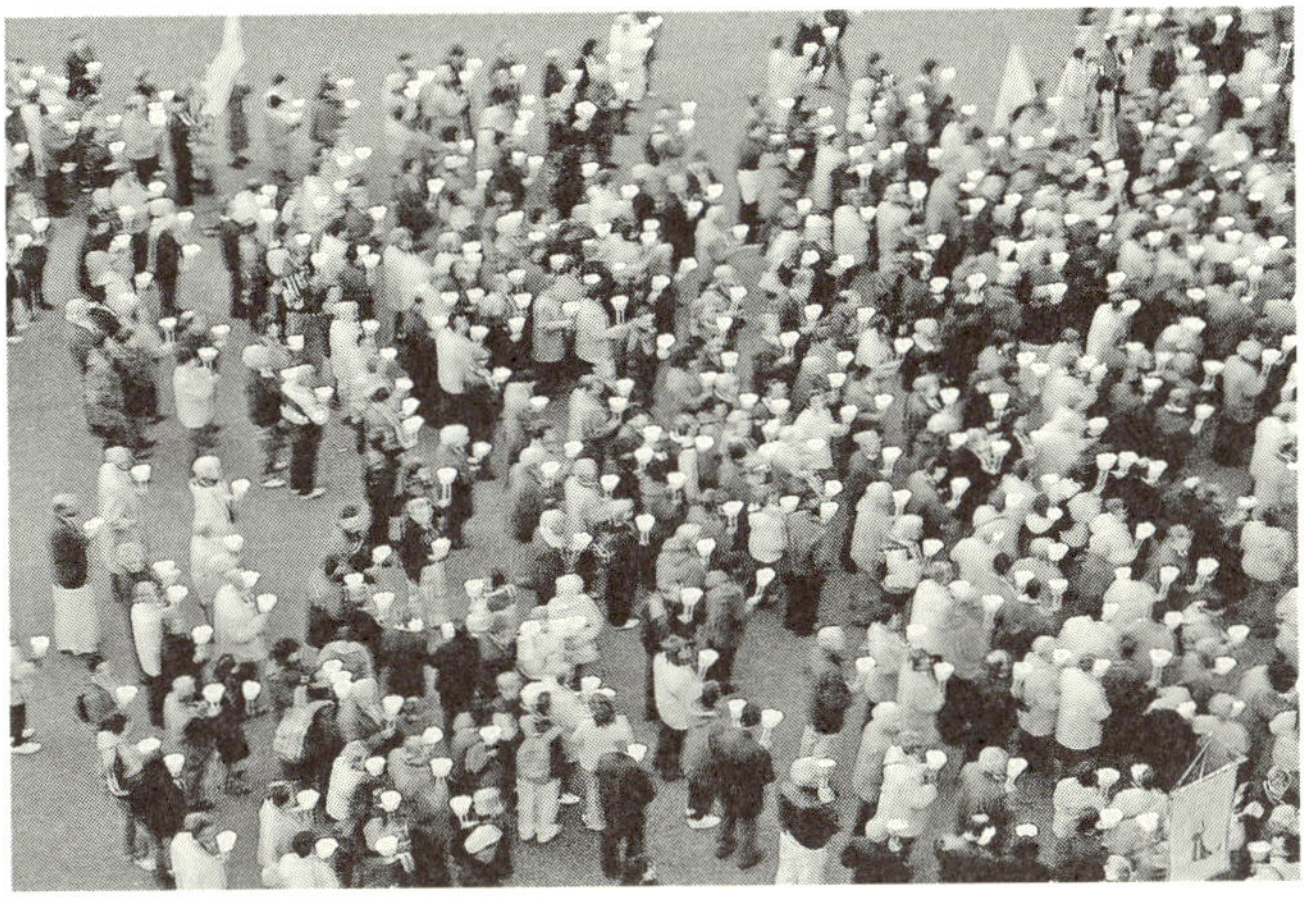

各々が祈りをロウソクに込めて聖域を練り歩く

異体験!!　縮み上がった沐浴　二〇〇五年四月二十八日、木曜日

沐浴というのは、要するに水浴びのことだ。たとえばヒンドゥー教においてもガンジス川での沐浴は特別な意味を持つが、それはもちろんキリスト教でも同じことだ。古来、水は人間の罪業を清める重要な役割を担ってきた。

生まれた時から奇跡に彩られていたとはいえ、イエス・キリストが救世主として活動しはじめたのは実は三十歳になってからのことだ。それから磔刑になるまで、実に三年間という瞬く間にこの世での偉業を成し遂げたことになる。ここでいう救世主となった、というのは洗礼を受けた、ということだ。

マリアの従姉妹にあたるエリザベトの高齢出産によって、〝救い主の先に来る者〟〝救い主に道を準備する者〟として生まれたのが洗礼者ヨハネであるが、このヨハネがヨルダン川でイエスに、水による洗礼を授けたのである。

かように、キリスト教においても沐浴は重要な意味を持つ。この日、その沐浴、しかもルルドの奇跡の泉から湧く水での沐浴をすることになった。任意であったが、同行者は皆希望した。

この朝は早くから待機したので、オープン後、すぐに沐浴場に招き入れられる。ボラン

ティアに促されて、シャワーカーテンのようなきれいが下がる小部屋が並ぶ、細長い中待ち合いに進む。

　ボランティアといえば、ここルルドには、奇跡の水を求めて五百万人の巡礼者がやってくると書いたが、奇跡と癒しを求めるのであるから、当然何かしらの不具合を抱えており、その多くは、年齢的なものや身体的なものである。しかし、採用に二年も待たされるほどに、このルルド巡礼をサポートするボランティアを希望する者がいるという。実際、滞在中もボランティアが巨大なストレッチャーや車椅子を押したり、巡礼者の介助をする光景ばかりが見られた。こうしたボランティアの実践を目撃することもまたこの旅行自体の趣旨の一つである。

　中待ち合いに招かれると、今度は五、六人ずつ部屋に入れられる。そう、カーテンの仕切りの向こうだ。水の匂いがきつい。水泳に打ち込んでいた頃を思い出す。この部屋で、見も知らぬ人たちの中、いきなりパンツ一枚になるよう指示される。

　皆、パンツ一枚でスツールに腰掛け、静かに瞑想している。私はといえば、この異様なシチュエーションに動揺してしまい、いつもの冷静な思考が働かない。そうしているうちにさらに奥、沐浴用の浴槽がある小部屋に入るよう促される。中には、ボランティアの二名が浴槽をはさんで左右に控える。入ってすぐヘルパーに指示され、その場で最後の一枚、頼みの綱のパンツをも脱ぐよう説明を受ける。さらなる動揺。真っ裸だ。すかさずヘルパーが、腰に布を巻いてくれる。この姿、まさに洗礼者ヨハネから洗礼を受けるイエスと同じだ。身には、腰布一枚。

前方目線の先に、聖母マリアの小像が据えられている。レディの前でこの恰好だ。紳士を気取る私には心苦しいことだが、いや待てよ、すべての人が神の被造物なら、その御母にしてみれば私も赤ん坊、裸で当たり前ではないか!!

やがてボランティアが聖母に祈るよう話し、「準備はいいか」と問う。準備などいいはずがない。この不思議な雰囲気にすっかり呑み込まれてしまい、何を祈るべきかも思い出せない。

煩悶自問《はんもんじもん》、懊悩懺悔《おうのうざんげ》、自戒光明《じかいこうみょう》、覚醒受容《かくせいじゅよう》

これだけスピリチュアルなエネルギーに溢れるルルドでは、旅への事前の思い入れが強すぎたのか、肝心な場面で素直に祈れない。心がまとまらないのだ。

私が忘我の境地で真剣に祈る時、その対象が神であろうと仏であろうと、背中にふぅわりと羽根が生じる感覚が昔からある。逆に、それが感じられない時にはいくら時間をかけて集中しているふうでも、祈った気がしない。

私は天使ではないからあくまで想像にすぎないが、ちょうど天使が羽根つきの外套を、そっと背中にかけてくれるような感覚だ。その感覚がルルドで得られない。

「ここルルドまでさまざまな想いを抱いてやってきたのに、もっとも基本的な感謝の言葉すら祈れていないことを悔やんでいる。私はいったい何をしているのだ？」

そして、自分の信仰心について考える。この世に、神の招きを待つ人はたくさんいる。それに引き換え私は迷っている。しかも、疑念ではなく愛、まさに家族への愛ゆえに惑っている。神への愛と、家族への愛。秤にかけるべきものではないが、決意にあってはどちらかを選択する瞬間が必要であることは確かだ。自責の念。

また、自分の神は赦しではなく、闘いの神であることを考える。赦し赦されることより、何より己の内側の悪との闘いへと誘い、これを裁く神を漠然と抱いてきた。己が弱れば神を畏れ、己を甘やかせば神を畏れ、己を悪に染めれば神を畏れる。そして、信仰心なき時分の己を否定し嫌悪し、それに戻るまいと我が身を鼓舞する。そうした厳格主義と引き換えに、誰かの悪をも裁いてきた。自分勝手に、神の名の下に。弱きをくじき、善意につけ込む者があれば立ち向かい、声なき声があるならばその報復を請け負ってきたつもりだ。それが正義と信じるならば、身を挺して矢面に立つことも辞さなかった。しかし、神は裁くなと教えたはずだ。裁きに来たのではなく、主は赦しに来たのだと言ったはずだ。私は失格だ。

あるいは、信仰は人を正すと思っていた。しかし、心弱い人間が信仰の悦びだけに目を向けて、己を赦すことばかり乞い願う。そんなにも信仰心篤く、慈愛に溢れ、決然と人生を歩んできた人ですら、私には理解できない行動をとり、なお信仰の輝きに惹き寄せられて神の名を褒め讃える。重ねた罪の数だけ祈り、そのすべてを清算するだと？　信仰の本質はどこにあるのだ？　免罪符の大安売りじゃないか!!　いや、こうして人を裁く自分こそ、神の愛にはふさわしくないだろう。

また、理性と信仰の合一は可能か否かにも悩んだ。神を否定し、理性を重んじた青春時代は、スピリチュアルなあり方を認めるそぶりをして寛容さを標榜しながら、実はそれらに胡散《うさん》臭さも感じていた。だからこそ、己の感受性を理性で覆い隠して、このセンシティヴィティを非合理的な神秘主義と軽んじられぬよう努めた。事実、ドライな理性の方が自分の性に合っているように感じた時さえあった。この骨身に染み付いた理性と、信仰への渇きは併存することが可能なのだろうか。どちらかを殺すのではなく、共に在る方法が存在するだろうか。それは赦されるのであろうか。さまざまな想いが心を押しつぶす。

ならば私はいったい誰なのだ。

聖書に愚者として登場する人物Aや人物Bか。喩え話に引き合いに出される心弱いあの人たちなのか。いや、主を愛しながら、心弱きゆえに主を讃えなかった究極の孤独人、イスカリオテのユダなのだろうか。

私はいったい誰なのだ……。

我が友イエス・キリスト、降臨

つま先に感じる、息苦しいほどに冷たい浴槽の水が、再び我を沐浴に引き戻し、同時に動揺はさらに加速する。足先に伝わる容赦ない水温を噛み締める間もなく、いきなり左右から両腕を取られ、軽々と浴槽に沈められる。「！！！」声も上げられないほどに冷たい水の中で、何かに躊躇《ためら》う私にボランティアが、心配しないで肩まで浸かりなさいと語りかける。いったん、何もかもが収縮し、やがて弛緩する。

一秒？ それとも二秒？ いや三秒か？ 実にわずかのはずが、長大な時間に感じられる。大きな歴史のような、いや時空を超えた精神の絵巻物を一気に読まされたような、そういう永さ。時間を体が感覚するような。

立ち上がって半身を水から出すと、ボランティアからコップを差し出され、それに蛇口から滴る奇跡の水を汲み飲み干す。一礼して退出。沐浴は終わった。

確かに、この沐浴で味わう爽快感は一つの浄化であるにはちがいない。だが、果たして沐浴は成功《ヽヽ》したのか？ 激しい動転の中で、祈るべきことも祈れず、讃えるべきことも讃えられず、感謝するべきことも感謝できなかった。これまた、昨晩のロウソク行列の際と同じように、わけのわからぬまま荘厳さに圧倒される形でことを終えた私がいただけだ。

しかしたった一つ、なんとなくしみじみと感じたことがある。このようなことを書けば熱心な信者から、いやイエス・キリスト自身から罰せられるかもしれないが、実は沐浴の瞬間、自分がイエスと重なる瞬間があった。イエスが、自分のように、決して他人ではないように、いつもより身近に感じられたのだ。

今でこそイエス・キリストは、宗教上にも、歴史的にも、それこそさまざまな意味において〝スーパースター〟のように扱われている。イエスは本当にスーパースターなのだろうか？　ヒーローなのだろうか？　沐浴の瞬間、私にはそうは思えなかった。裸に腰布一枚のみを着け、痩せこけた躯で冷水に浸かる自分が、イエスの躯のように愛おしく思えたのである。そして、あのイエスの苦悩を思い出す。抱えきれないほどの苦悩を背負わされ、時には天の父にすがり、時には弟子の不出来をこぼす。きっとイエス・キリストは、愛が深すぎたがゆえに悩みの人だったにちがいない。なんでも指先一つで解決し、剛毅で迷うこともなく、前向きという名のドライさでこの世を救う、そういう類ではなかったのではないかと思えたのだ。沐浴の瞬間の身勝手な想像が、イエスをぐっと身近に引き寄せた。悩むことのできる者でなければ、悩める者を救えるものか。

そうして、イシドロ・リバス神父の言葉を思い出す。「イエス・キリストは遠く離れて崇めるものではありません。試しに、一日に一分でも、友達に話しかけるように〝ねぇ、我が友イエス君〟と声をかけてみたらどうですか」。その意味が少し理解できたような気がした。

清冽なり。奇跡の水を友らのために汲む　二〇〇五年四月二十九日、金曜日

今朝も早起きだ。というのも、この日はルルドをパリに向けて発つ日で、にもかかわらず済ましておくべき重要なことが残っていたからだ。つまり、日本の家族や友人のために、ルルドの泉で奇跡の水を汲む、ということだ。

早々に朝食を済まし、午前の数時間を使って聖域に再び赴く。これはほとんど、ルルド滞在中の日課となってしまっていた。道すがら出会う、熱心で器用なロウソク細工屋のスペイン人女性も今朝はいない。

まだ肌寒い。聖域に入ってまず、ベルナデッタが佇羊を優しく眺める像を過ぎ、ロウソクを買い求めて泉に直行する。ロウソクに火を点し、聖母マリアに捧げる。ほどなくして、もう一つのハイライトである洞窟の壁に触れようと、早朝から祈りを捧げるまばらな人々の前を過ぎ洞窟の奥へと進む。湧水の滴る岩壁がひんやりと心地よい。涼しげな水滴で濡れそぼる指先に口づける。まさに頭上に据えられた聖母の像に十字を切り、その場を辞して水汲み場へ移動する。

水汲み場は今日も、私と同じ気持ちでやってきた人々で賑わっていた。この場所以外がまだ静かなだけに、水汲み場を訪れている人々の熱く深い想いが一層際立つ。

前日の沐浴の冷水が迷いを断ったのか。いや、本当はまだ迷いの中にいたが、少なくとも清々しく決然とした気持ちになっていた私も、一本一本、ボトルを蛇口に接ぎ、渡したい人たちへの祈りを込めて水を汲んだ。

享楽のパリを経て、再び日本へ

我々の旅は、その後四日間にわたるパリ滞在で締めくくられた。TGVにて北上した喧噪のモンパルナス駅を始点に、日本よりも古く汚い建物の並ぶ美しい街パリを歩き、セーヌ川に漕ぎ出し、さながら塔の頭からシャンパンを振りかけたようにスパークルするエッフェル塔を見上げ、モンマルトルののどかな午後に身を預け、古い寺院（嗚呼、ノートルダム寺院の何とも異様で生々しく、しかし拒絶しがたい有機的な生命感。ギーガーのエイリアンの胃袋の中にいるような、神聖だが耽美的な、ねっとりとした粘膜に包まれる感覚）や美術館（圧倒的なパッションが胸を締め付け、作者のエネルギーに魂を吸い取られるような、〝消耗する美術館〟ルーヴル美術館や、ピカソ美術館で折しも特別展が開催されていたフランシス・ベーコン展。人間の澄ました理性の下に蠢く、奇奇怪怪な嗜好が刺激されるのであろうか、不愉快だが惹きつけられてやまない。不健康な肉片の先に勃起するむきだしたベーコンの歯が、小心な常識を嗤っている!!）を訪ねてまわった。

再びパリ・ド・ゴール空港から成田空港へ。旅は終わった。空港で缶コーヒーを買おうと財布に小銭を探る。日本円に混じって残っていたユーロ硬貨の中に一枚だけ、二ユーロ硬貨が見当たる。裏面には、ラフェエッロによる詩聖ダンテのレリーフが施されていた。もっとも今回は、ヴェルギリウスにも地獄の魔王にも縁のない〝極楽の旅〟だったのだが。

フランス、この〝全人的変容の旅〟

この旅のリーダーである近藤裕氏のここ数年――まさに私が沖縄に逗留していた頃を最初のピークとする――のテーマの一つは全人的医療である（日本における全人的医療のメンタル面の紹介の魁《さきがけ》となり、その普及に長年努めてきたのが近藤氏であることは今さら言うまでもないだろう）。全人的＝ホリスティックとは、ギリシャ語で全体を意味する〝ホロス〟を語源としているが、この〝ホロス〟から派生した英語が、Whole（全体の）であり、Heal（癒し）でもある。その派生の道のりについて詳しくは知らないが、ともかくそういうことで、そしてその語感に漂うニュアンスから、それがどうもそのようであることは理解に易い。

ここでいう全人的とは、簡単に言えば〝心身ともに〟という意味である。体を切り貼りするのが近代西洋医学の姿であるならば、確かに身体的に健康であり続ける可能性は拡大してきたし、今もし続けている。しかし身体的なポテンシャルの確保が健康のすべてかと言えばそうでもなく、一方では心の健やかさも同じだけ重要である。心の病もまた、『死に到る病』だからである。全人的医療が目指すのは、心身両面において健康な人間の生活を実現することである。

さてこのフランスへの研修旅行である。私にとってこの旅は、全人的医療ならぬ〝全人的変容〟の旅であったと言える。この旅では、常に二元的な要素の双方において変容を経験した。すなわち、精神と身体（遺伝子）。信仰心と世俗的感性。静謐《せいひつ》と喧噪《けんそう》。純潔と享楽。

本来二元論であれば、片方を得るためにはもう一方を捨てなくてはならない。両者は相容れることができないからだ。しかしこの旅で得た変容の経験は、二元的な本質を内包しつつも互いが相克し合うことなく、神秘的なままでに併存した。

ルルドとパリ。この相反するエネルギーを持つ二つの街のそれぞれが、先に挙げた事象の二面性を象徴しているではないか。ルルドでの自問自答が、私にスピリチュアルな意味での変容を準備し、日常で錆び付いた感覚を研磨してくれた。一方で、あまりに西欧的なパリは、文化、芸術、建築、歴史、異臭、雑踏、チーズなどによって、私の五感のすべてを激しく刺激し、この細い躯に流れる一筋のルーツを掻き立てて身体的／生得的な面での変容を促した。このルルドとパリが、それぞれの魅力で私にもたらした糧、それこそまさに、文字通り〝全人的変容〟と呼べるだろう。そして西欧に背を向けてきた私に、絶好のタイミングに、しかも短期間で「西欧の何たるか」を叩き込むことが可能なのは、ルルドとパリの組み合わせをおいて他に選ぶところがなかったであろうと、今は確信している。フランスの、今ではなんと近しくなったことか‼　しかり、深い自省と懊悩のゆえに、人は辿り着くべき場所への道を見出す。

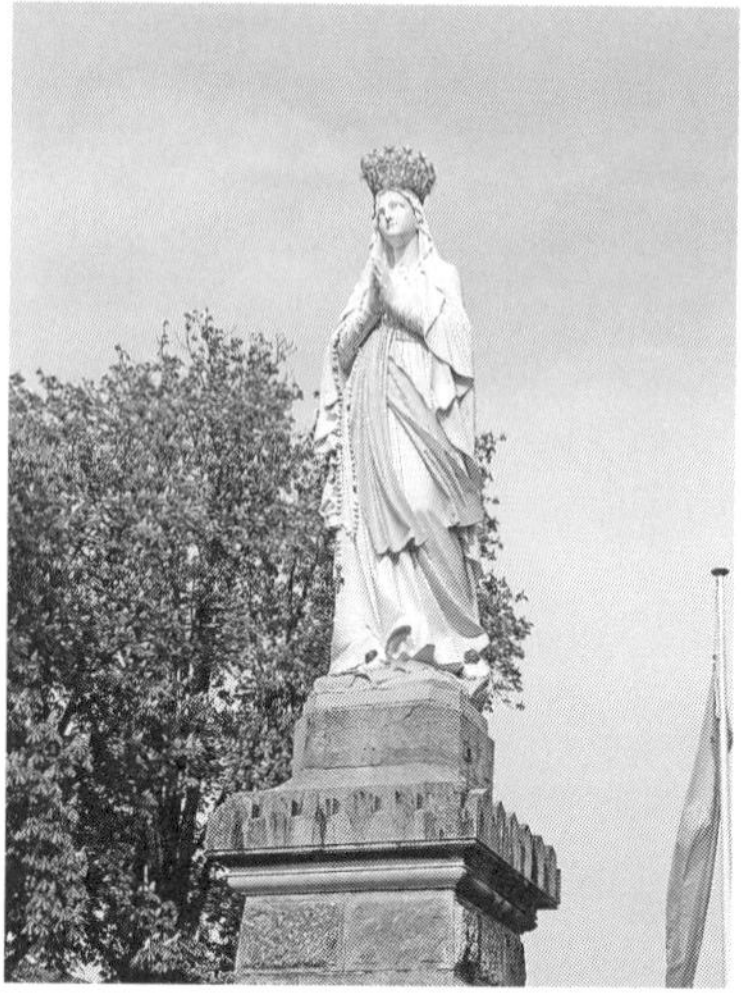

“全人的変容”を聖母も見守る

ダイアローグⅠ

聖地で、ホリスティックな癒しを体験

ルルドのボランティアに見た人間の純粋さ

近藤　二人とも、ルルドにご一緒したということで、それなりの体験があって、必ずしも共通した体験ではないけれども、それはそれとして意味があるのですが、私が書いたように、私自身が体験したルルドでの話と、あなたが体験したルルドでの話を照合してみて、一つの共通したものがあるかなという気がします。最初に私がルルドに行った時に受けた強烈なインパクトは、ルルドは癒しのコミュニティだという印象でしたね。あなたは、どんなふうに受け取りました?

太田　まずルルドの放つ圧倒的な連帯感のエネルギーに驚きました。いろんな境遇や背景を抱えている人々が、その場所ではそれらを乗り越えて存在している。まさにコミュニティですよね。何をつながりにしているか、もちろんキリスト教という人が多いでしょうけど、それだけではない要素、たとえば何かに癒されるとか、取り戻したい何かを求めてその場を訪れた人々の心。それをよりどころにしたコミュニティだなと強く感じました。

近藤　そうだよね。ボランティアの数が圧倒的に多かったですね。病人一人に、家族やボランティアの人が何人も付き添っている。特に、重病の人のストレッチャーや車椅子を引く人たち。そういうボランティアの数に、私は圧倒されましたね。

一回目もそうですが、二回目に訪れた時感じたのは、ガイドの方も言ってましたけど、ボランティアの中に、若年層の方が圧倒的に多かったということです。中高生くらいの年齢の人が、あそこでボランティアとして非常に多く働いておられたのですけども、彼らは学校単位でボランティアを申し込むけど、すぐにはボランティア活動ができない、長い人では二年間も待たなくてはいけないと。

その話を聞いた時に、ただ待つでなしに、待ち望む二年間を経て、ここに来ている。だからこの人たちの顔は、実にさわやかな顔、歓びに溢れた顔をしているのかな、と僕は強く思ったのね。

太田　前にルルドの件で先生と話した時でしたでしょうか。先生がルルドのボランティアに来ている若い人たちのことを、すごくピュアだと表現されましたね。なんでそんなにピュアなボランティア精神を持てるのか、と感動した、というお話をされたのがすごく印象的でした。

近藤　だからそういうボランティア活動を若いうちにする、ということの人間形成における影響を思いますけど、もう一つは先ほどもあなたが言われたように、いろんな国からボランティアに参加しておられる、こうしたピュアな人たちが溢れているコミュニティ。だからこのコミュニティ全体がね、やはり人間性の癒しをもたらす場所じゃないかな、という感じがしたね。もちろん、体の病の癒しを求める人たちがメインだと思うけれど、病ということを考えれば、決して人間は体だけ病んでいるのではなしに、体が病むことで心が病み、心が病むことでまた社会性が病み、また逆に社会性が病むことで心が病みまた体を病む、そういう人たちがたくさんいるわけですよね。で、いろいろな領域で病んでいる状態であそこに癒しを求めて、つながっている人たち。あるいはボランティア活動をしている人たちも、考えてみたら、それなりにやっぱり傷を持っている。

太田　彼らはそうした活動を通じて癒されているわけですよね。

近藤　最初にルルドに行った時に、日本人の若い女性が二人ほどおられて、我々のグループともちょっとお話をする機会があったのですけども、「なんで、ここでボランティアで働いてるんですか?」と僕が聞いた時に、その一人の女性はね、「たまたまフランスを旅している時に、ルルドの話を聞いて、私はここに来るようになりました」と。そのときに、深いことはうかがえなかったけども、なんでこの人は一人でフランスを旅していたのか、きっと何か理由があったのだろう、単なる観光旅行ではないだろうと。あるいは、私は想像をふくらませて思ったのですけども、たとえば失恋をしてね、その心の癒しを求めて旅していたのかもしれないし、あるいはフランスの文化や芸術に惹かれて旅していたのかもしれないけれども、たまたまルルドの話を聞いて、そこでしばらくボランティアとして働いてみようと思った。

そういう人たちがやはりここでいろんな意味で傷つき病んだ人たちのケアをするということを通じて、彼女たち自身も何かそこに癒されるという体験をしておられるのではないかな、と感じたんです。そして我々のグループがスピリチュアル・ケアの体験研修だという話をしたら、私もここでケアすることで、自分自身のスピリチュアリティもケアされているんだって。

で、その言葉に象徴されるように、やはり人間は皆傷ついた存在であって、その傷が癒されるということを通じて、「傷ついた癒し人」としての奉仕のわざも喜んで皆さんなさるんではないかな、と改めて私は気がついたんですね。

太田　「ボランティアの現場」とか「癒しの場」というと、どうしても皆何か抱えてくるわけですから、どこかちょっと暗いというか、シリアスさがあったりするのかな、と思ったんですけど、それこそ温泉じゃないですけど、その場のエネルギーがすごく快活なんですよね。

ボランティアをする側もされる側も、まるでお互いに垣根がないかのようでもあるし。確かに、する側／される側という立場上の違いはあるけれども、管理主義的視点というか、どちらかが優位でどちらかが劣位といったような、露骨な立場の高低がない。ただ違うというだけであって、自分たちが持っているもの、たとえばある人は身体的なハンディキャップを〝持っている〃かもしれないし、あるいはハンディキャップを持っていないことを〃持っている〃人がいて、その〃持っているもの〃同士でつながっていって、そのまま両者がその場で共有する時間や体験を通じて、それぞれが〃持っていないもの〃を取り戻している（＝癒している）のかな、と考えたのですが。

近藤　まず悲壮感が漂ってない。明るい。もう一つは、あなたがおっしゃったように、健常者／非健常者というふうな差別感や区別感がない。違和感もない。病んでる人に付き添っていることも当たり前。一つの目的のために融合されたコミュニティが醸し出すエネルギーを感じましたね。それはなぜだろう？　一つは確かにキリスト教という宗教性を帯びたものですけども、人間性への奉仕かな、という感じが僕はした。

太田　このルルドの話を考える時に、「キリスト教的な愛」とか、「ボランティアをすることが人間にとっての義務である」というような紋切り型に括《くく》りたくない気が私にはしたんですよね。そこに流れているのは、もっと原始的な感情ではないか、という気が直感でしたんです。

近藤　うん、それは人間誰しもが持っている、人間性をリスペクトする、敬意を示すもの。人間というのは基本的には優しいんだ、と思うんです。優しさはみんな持ってる。たまたまその優しさが表現されない文化であったり、環境であったりするけれども、基本的には僕は人間というのは優しさを持っていると思う。

なぜかと言うと、それは「人間」だから。つまり、人は決して一人で生きてはいけない生き物だから。他の人たちと共生するためには、相手を倒すか、相手に優しくしてお互いに生き延びていく道を考えるか、このどちらかだと思うんですよ。

それがどこかで方向性が変わってくると、戦争や殺し合いになったりするけれども、本質的に人間性というのは、〝じんかんせい〟と書くように、優しくなければ生きていけないように創られているんじゃないか、というふうに思うんです。

そういう共通したエレメントを、ああいう場所でワーッと凝縮した形で目の前で展開された、という印象を受けたんですね。

太田　私は今回がはじめてのツアー参加だったのですが、おそらく先生が最初のルルド訪問で受けたその圧倒的なエネルギーやインパクトを、今回は私が味わった、ということでしょうね。

人間は、コミュニケーションを求める生きもの

近藤　さらに思うのは、人間皆が持っている傷、それを「心の傷」と表現していいかわかりませんが、人間皆が病んでいる。それは人間性の疎外じゃないかな、と思うんですね。人間性の疎外というのは、人間は皆、自分が単なる一つの命の存在だけでなしに、〝人間〟として生きていく。ヒトから人間になっていく。母親から生まれた生物学的な生命が、だんだん家族や周

りの人との関わりの中で、人間性、〝じんかんせい〟というのを育てていくわけです。で、その人間性は、人間の命の根源だと僕は思うんですね。それがあるゆえに、人間というのは人から理解されたいとか、自分が生きるうえで非常に大切な人——たとえば家族であったり友人であったり——との関わりが出てくるわけだけども、その自分にとって大切な人との間でやっぱりどこかで通じ合う関係を求めているのではないか。自分は何を思い、何を感じ、何に喜び、何に怒りを感じるか。そういう自分の心の中の世界をわかってもらえるような状況や関係を、人間は皆求めているだろうと思うのです。

太田　何か人間関係などにトラブルがあって、周囲から疎外されるというケースがよくありますけど、最近感じるのは、主体的に、自分自身を疎外しているケース。第三者から疎外される、ということは当然ありますけど、自分で自分を疎外する。そういうムードがいよいよ社会的に蔓延しているような気がしています。

本当は人間性がなければ、ヒトは人間になることはできなくて、他者を通じてはじめて、自分が人間としてどこにいて、いったい何者なのかという座標を得るわけですけど、自分で自分を疎外していく、自分をどんどんはぐれさせてしまう。その中で、ネガティブな方向にエネルギーやベクトルを持っていく。自分が自分を疎外していくという風潮を見る時に、これは本来は人間が目指すところではないし、望むところでもないだろうと思うんです。

こういう人たちは、おそらく一方では、自分たちを疎外することで、楽しんでいるとは言わないまでも、それで実現している思いがあるのであろう、ということもわかる気がするんです。でも一方では、〝人間の中〟に戻ること。どういう形でもいいのですけど、疎外の悪循環を断ち切って〝人間の中〟や〝関わりの中〟に戻っていくことを、本当は希求しているんではないかという気がするんですね。それがきっと、まあ性善説とはちょっと違いますけど、人間が持っている関係への欲求とか関係への希望や欲望なのかな、と思うのです。

近藤　自分自身からの疎外という現象が、なぜ起こるのかな、ということをちょっと考えるとね、まず最初に言っていたような、人から疎外される、というようなケースが現実にありますよね。で、人間は成長の過程の中で、どこかでその人が生存するうえで欠かすことのできない関わり、たとえば最初は親ですが、そうした大切な人から歪んだ関わり方をなされて、結果的にそういう人たちから疎外されるという経験を、発達の過程において、意図的／無意図的に、疎外されるような体験によって、歪んだ人間形成をしてきたことで、結果的にはやはり他者との関わり方ができないで病んでいる。そこから自分を疎外し、自分の中にこもってしまう、という結果をもたらしているのではないかな、と思うんですね。

それは私のサイコセラピーの臨床の場で、これまでたくさんの方たちのケアをする中で痛感してきたことの一つはね、皆さんいろんな悩みを持って相談に来られるわけですけど、それはカテゴライズできるいろいろな病理現象はあるけれども、その根底にね、誰もが持っている一つの共通した訴えは、やっぱり「私は人から理解されたい」だという結論に私は達したわけです。

それは考えてみたら、その人の訴えに到る過程の中においてさまざまな疎外体験をしてきたからに間違いないと私は思うのですよ。それがいつ頃から発生したのか、その人の生育歴によって変わってきますけど。その積み重ねがあって、いわゆる、「自分をわかって欲しい」「自分を理解して欲しい」、あるいは「私も人をわかりたいのだ」「理解したいのだ」と。ところがなんらかの形でそのブリッジ（架け橋）が断たれてしまった、という思いから来る喪失感に苛まれている人たち。

太田　それこそ私は、沖縄でのアシスタント時代に先生に勧められて産業カウンセラーの資格を取得するべく約一年間勉学に励んだわけですが、そこで、コミュニケーションには言語的コミュニケーションと非言語的コミュニケーションがあって、これらから読み取れるであろうクライアントのサインに敏感になるように、と教えられました。

そうして見ていくと、「私は理解されなくてもいいのだ」というのも、実は立派なコミュニケーションであり、「理解されたい」という裏サインなんですね。

近藤　ポール・トーニエーというスイスの精神科医が長年の臨床体験の結果の一つの結論とし

て述べていることは、「人間はみんな誰か一人、自分を本当に理解してくれる人を求めている」と。そういう人がいなければ、人は健全に生きることも、自分の人生を全うすることもできないというようなことを言っているわけですが、僕は、自分の臨床の体験から共感できる言葉だと思うんです。

それは私自身の生育歴を振り返ってみても、幼い頃から私の両親の不和という家庭環境の中で育ったということですね。幼い頃から私の置かれた立場とか状況の中で、さまざまな心情、主に負の感情、不安とか、怒りとか、恐怖など負の感情の虜になって、幼い頃からずっと生きてきて、それをこらえざるを得ないような、内に抑圧せざるを得ない環境の中で育ってきたということの結果として、私の人生脚本は、「私を理解してくれる人は誰もいない」「私をわかってくれなくても仕方がないんだ」「でも誰か一人……」。幼心に考えたのは、それは神様でした。神様さえわかってくれれば自分は救われるんだ、という思いがずっと、幼い頃から根底にありましたね。

それがおそらく私の性格形成に影響を与えているし、さらにまたその性格的特徴から来る私の人間関係に影響を与えてきた。特に、異性関係にもものすごい負の影響を与えてきた。私は振り返ってみて、そういう自分の生育歴から考えてみても、僕は人間性の疎外というのは、これは私だけの問題ではなく、あるいは臨床の場に訪れた方だけの問題でなく、人間がみんな持っている普遍的な傷ではないかな、と思うのです。これは人間の、宿命みたいなものだろうと言える。

疎外関係から「癒し合う関係」へ

太田　いつも世の中は難しいなと思うのは、物事には凹凸があって、出ているところがあれば、へこんでいるところがある。もし人が一人で生きていたら疎外は存在しないはずです。ですがヒトが人間であるために、人は誰かとなんらかの関わりを持っていかなければいけない。そして今度は、誰かと関わりを持つがゆえに、疎外も生まれてくる。そうした事実にこそ、先生の今のお話を普遍的テーマだと呼べる裏付けがあるような気がします。

人間関係が疎外関係に変わる瞬間、逆に疎外し合う関係が人間関係に変わる瞬間というのはどこなのだろう。その境目であったりとか、スイッチにあたるのはどこなのだろうというのが、いつも私には答えが出ないのです。

近藤　うん。それがね、今回〝対話〟の必要性がこうしたダイアローグという形で示されたような気がするんですね。自己疎外あるいは他人から疎外されている、そういう一人ひとりの病んでいる姿というものに気づいて、それを受け入れて、そしてそれが癒されることが人間性の回復に必要になってくる。

そのきっかけをもたらすのは、それは傷ついた癒し人、ただ健常者が非健常者を癒していく関係ではなく、傷ついて、自分の傷に気がついて、癒しの体験を求めているような人たちとのふれあいの中で、癒しのコミュニティでの関わり合いの中で、交流の中で、自分の持っている傷に気づき、自分の抱えている病の癒しのきっかけがそこで起こるのではないかなと僕は感じています。

それは別の例でいうと、たとえばカウンセリングの臨床の場。非常に限られた時間ですよね。でもその限られた時間の中で、カウンセラーやセラピストとの心のふれあい、あるいはさらにもっと深い魂のレベルでのふれあいによって、その体験を通して、自分の心、疎外していた自分と対面する勇気を与えられる。そしてそこで疎外されていた自分の心との対話が生まれる。そのきっかけは、心と心のふれあう人間、癒す人／癒される人ではなしに、生身の傷ついた人間、癒し人同士のふれあう交流がもたらす対話の結果じゃないかな、と僕は思います。

太田　先生がいつも「癒し合う関係」という表現をされますけど、まさにこのことですよね。どちらが癒す／癒されるではなく、どちらも癒す側であり、癒される側であるという……。

近藤　それは、どちらも皆病んでいる人間ですから、もともと傷を持っている人間だから、そういう限られた時間だけれども、心と心の対話とか、これは言葉を媒介しないものもあるでしょうけれど、それによって本当の自分というものに対面する勇気を片方が与えられる。

そして自分と対話をし、その自分との対話するということで、自分の人間性の回復を求める心が芽生え、そのノウハウを学び、そして疎外されている他者との対話の可能性がそこから芽生えたり、あるいは命の根源としての自然や宇宙との対話ということも結果として起こりうるんではないかなと僕は考える。

太田　今言われている地球環境の問題とか、人間のモラルの問題といったことも、すべて対話が大事と皆わかっていて、当たり前のように「地球との対話」「自然とのコミュニケーション」とコピーでは謳われるのに、なぜそれらがいっこうに実現しないのかな……といつも思うんですけど。それは人間関係でも、皆対話が大事とわかっていて、対話ができる人／できない人、する人／しない人というのがいますから……。

近藤　それはおそらく人間の世界では、そういう疑問からは解放され得ないという業《ごう》があるような気がしますね。永遠のテーマの一つかもしれませんね。そこで、この本の一つの大切なスタンスである対話をすることの意義があるのではないかと思うのですけれども、その一つのモデルになれば、という思いからこの本の構成を一緒に考えてきたわけです。私が本文の中に書いたように、あのポール・ゴーギャンの「我々はいずこより来たるや、我々は何者なるや、我々はいずこに行くや？」という問いが、たとえば、こういう旅をする時に、私の心の中でしばしばこだまして問いかけてくるのです。

私はこの問いかけはですね、私たちが人間であるゆえに、人間であり得るために、問わねばならない、あるいは問われる問いではないかな、と。人間いつかはその問いに出会う時が来るのではないかな。

それはたとえば、人生の方向性を見失った時に、同じ表現ではないかもしれないけど、ふと感じるかもしれない。あるいは生き方だけの問題でなしに、自分の魂を見失ってしまった時、何か自分が生きていること、やっていることが自分らしくないなと感じるようなその時。それを僕は「魂の疼き」という言葉で表現するんですけど、「魂の疼き」として問いかけてくるんではないかな、と感じるんです。そしていつかそれに答えなくてはいけない。それはあなたもやはり、自分自身の問いにぶつかり、そして悩み、対話してきた。もちろんこれからもしていくのだと思いますが。

太田　自分への問いかけを重ねてきた中で、自分を探す、自分を取り戻すということにおいて一番大切な点としてなんとなく感じてきたことは、本当の自分はどこにいるんだろうとか、本当の自分はこうだからそれに戻りたい、ということもある種目的としてはあり得るでしょうけれど、そうではなくて、むしろ自分に問うてみるということ、自問をするということ自体に大きな意味があるのかな、と。

自問する、ということは、自分で問うて自分で答えを出すしかないわけですが、たとえそれが間違っていても、あるいは一回で答えに辿り着けなかったとしても、自問を重ねることの重さと深さを感じますし、それこそがまさに、自分を探して果てしなく旅をすることに重なってくるのかな、と思っています。それらは「魂の疼き」をきっかけにしての旅ですよね。

聖地で経験した全人的変容

近藤　あなたは「全人的変容」という言葉を使ってご自身の体験を書いていらっしゃいますが、これを少しご自身の言葉で翻訳してみてくださいますか？

太田　変容というのは私の感覚では、さなぎがバリッバリッと音を立てて殻を破るような感覚。頭で考えるというよりも、すごく感覚的なんです。乳白色のさなぎの、あの青臭い、やわらかい殻がだんだん硬くなっていって音を立てて破れていく感じ。ですから、変容といってもまったく別人になるわけじゃない。いわば変態ですよね。さなぎが蝶になったからといって、本質は蝶ですから。

同じように、変容する時には皮がバリッと剥けるんですけれど、本質が変わるわけじゃない。だけどもそれまでとはまったく違うアスペクトというか、自身の特徴が発現するわけです。

そういうことを私は変容と考えています。全人的変容という言葉を使ったのは、まさに心と体。二元的で、同時に経験することがなかなか難しい変容を一回で経験したことを指しているのです。

たとえば、体が大きくなっていくにつれて心も大人になっていく。これは普通に考えられることですけど、これとてうまくいかない時がありますよね。だから全人的、心も体も同時に、一つのことをきっかけに変容するということは大変難しいことだと思うのです。

私の場合は、幸いにもこのルルドの旅の中で、あらゆる二元的な要素が同時に変容を迎えることができた、という感覚だったんです。私にとってはメンタルな部分も、身体性も含めて、変容できたような気がしています。

近藤　それは、それまでバラバラであったものが統合される、つまりインテグレートされるというような現象かな。

太田　そうなのでしょうね。

インテグレーションを促すスピリチュアルな感覚

近藤　インテグレーションを通じて、本来あるべき姿に戻るという、それはある意味では、真の意味の宗教的現象じゃないかという感じがするね。

たとえば、宗教は英語では religion といいますが、ラテン語の語源では、religare という言葉があるんですが、これは、もともと一つだったものが分裂した時、それをもう一度取り戻す、回復する、和解する、統合するといった意味があるんです。
そういう意味で、あなたの話した全人的変容に見られる統合が、僕には宗教的、別の言葉で言えばスピリチュアルな体験じゃないかなという感じが実にします。
で、スピリチュアルというとなんだろう、という時、私はスピリチュアリティというのは、人間誰もが持っている、内に秘めている、宝石のようなものだ、という表現をよくするんです。

太田　宗教的な意味ではなく、人間の存在論的な意味での内側の宝。そう聞くとわかりやすいですね。

近藤　私たちが、人間らしく生きるためには、その持っている宝石に目覚めて、それを磨いていかなければならない。そして光り輝いた人生を生きる。あるいは人間が持っている基本的な欲求、つまり、たくましく生きたい、うまく生きたい、よく生きたい、そういう基本的な欲求を満たした、一人の人間としての生き方をするために必要な宝石ではないかな。人間が人間であるゆえに持っているもの、それが僕はスピリチュアリティじゃないかなという感じがする。
だからその全人的変容というのは、あえて宗教的といわなければ、スピリチュアルな体験だといえるんじゃないでしょうか。すべての人が持っている宝石の価値に気づかずに、結局外の世界の宝物を求めて、そのために競い合い、だまし合い、傷つけ合っているように思えてならない。

そして結果として、心も体も病む。そして苦しんでる人が溢れてる社会、そういう現代に生きる私たちは、やっぱりここで、今こそ、それぞれの人が持っているスピリチュアリティに覚醒することが必要なんじゃないかな。

あなたが書いた文章を読んでいて、非常に興味を持ったのは、ルルドでストリップされて真っ裸になられて（笑）沐浴をした時に、イエスが、何か自分にとっては身近な存在に感じられたという感想を書かれていますよね。そしてそういう感想を生み出した一つの契機は、神父さんとの会話の中で、神父さんがイエスを自分の……。

太田　友達、と（笑）。

近藤　そう、友達のように語りかけてみたらというようなことを言われたと書いていらしたでしょう。その話を、僕は実に象徴的で面白いなと感じたのですけど。

太田　そうですね。私にはヨーロッパに対するさまざまな思いがあって、それらを抱えながらある時、失われていた何かを取り戻す自分への問いかけをするわけですが、その中で、結果クリスチャンになる／ならないは別として、キリスト教の問題も通過しておかなければいけないだろうと思ったわけです。

その時にたまたま感銘をもって読んでいた本を書いてる神父様が、東京・四谷の聖イグナチオ教会にいらしたのですが、その本の出版社に電話して、「この方今はどこにいるんですか」

とたずねましたら、居場所を教えてくれたんです。それで早速お手紙を書きましたら、神父様から電話がありまして、すぐに会いに行きました。

この神父様はスペインから来られて、四十年以上日本に住んでおられるのですけど、とにかく気さくでとってもユーモアのある人。私はそれまで、すごく深刻に、自分の身に起こっていることのすべてを一つひとつ解きほぐしていたんですよね。自分と信仰、クリスチャニティの問題も含めてものすごく深刻に。それで、肩に力が入った状態で神父様のところに行って、話を聞いてもらおうと思ったら、「神様をそんなに遠くに棚上げしてはいけないよ」と言われて驚いた（笑）。そして「一日に一瞬でもいいから、〝ねえ君、イエス君〟と、呼んでみてごらんよ」とおっしゃるんですよね。私は真剣に、「信仰か、はたまた無信仰か」と悩んでましたから、なんて不謹慎な言い方する人だろうと思って、ちょっとユーモアが過ぎるんじゃないかなと思ったんですけども、その後も神父様とはずっとお付き合いがあって、だんだんその人となり、本当に神を愛しその身を捧げている姿に惹かれていきました。

今回自分の中でのゴーサインが出て、ルルドへの研修ツアーに参加し、沐浴まで体験することになったわけですが、普通の日常生活の中で、人前で真っ裸になることって、温泉に行くか銭湯に行くか、それくらいしかないですよね。まして誰も知らない、そういう状況下で裸になるっていうことがものすごく異様なんですよ。いろんな意味ですべてさらけ出してる状態。まずこのことに圧倒されるわけですけど、そんな普通じゃない状況で、厳粛に前に進みなさいと言われてその水に浸かるわけです。

その時にふと、この光景はどこかで見たことがある、と思ったんですよね。沐浴の瞬間は二秒とか三秒でしたよね。その短い間に、この既視感は何かなって考えたら、それがまさに絵画とか聖書の中で出てくるイエス・キリストの姿だったわけです。その瞬間にワーッと考えていたのは、まあ本当は自分を重ねたというのもすごく無礼なことなんですけれども、もしかしたらイエス・キリストも、いろんな思いとか、矛盾とかを抱えながら沐浴を受けたんじゃないかなと、なんとなくそんな気がしたんですよね。

イエス・キリストがスーパーマンみたいな人だったら、何も悩んだりする必要もないし、自分を犠牲にしないでも人を救えたでしょうけども、あえて自分を犠牲にすることで人を救ったというような話が聖書にある以上は、おそらくはイエス・キリストはいろいろなことに敏感で、迷ったり悩んだりしたのであろう、哀しみ傷つく人と共感する〝悩みの人〟であったのでは、とそういう思いが沐浴の瞬間に、絵巻のようになって。その時にあの神父様の言葉がまたよみがえったんです。

あの時「ねぇねぇイエス君、我が友イエス君、と言ってみてごらんよ」と言った神父さんの言葉の意味が、いきなりリアルになったというか。ほんとに文字通り身近に、身体的な意味でも身近にイエス・キリストがいるような感じになったんですね。実際沐浴の時間は短いですから、駆け足のようにして出て、もう体を拭いて…とあっけないんですけども、その二、三秒の感覚。いろんなことがつながったりほどけたりした瞬間だったなという気がしますね。

「サムシング・グレート」を知覚し、内在する宝に気づき、スピリチュアリティに覚醒する

近藤　お話をさらにうかがって、それはイエスの存在を身近に感ずるということ、あるいは神の存在、人間の言葉では表現できない「サムシング・グレート」な存在を身近に感ずる体験じゃないかなという感じがします。

神を具体的に我々に翻訳した人物がイエスである、というふうに普通考えられていますよね。そのイエスを通して神の存在を、神との関係性を回復する道を備えてくれたと、クリスチャンの信仰の中では説明されますが、もともと無縁である神を、あるいは自分にとって無縁であると考えていた神を、身近に感ずる。イエスという二千年昔の歴史上の人物、あるいは「神の子」といわれる信仰の対象であるイエスを、時を越えて感覚するという。今ここでその存在を身近に感ずるという現象。それは、私たちの中に普遍的に宿っているスピリチュアリティの覚醒じゃないかなという感じがするね。

太田　内側の宝の一つに気づいたということですよね。我々はたまたま、歴史の勉強とか後天的に獲得したさまざまな知識で、救い主＝イエス・キリストって言ってますけど、人々がイエス・キリストと口にする時それは要するに癒し人の象徴ですから、きっと沐浴の時に私と同じような感覚をした人は、クリスチャンであろうとクリスチャンでなかろうと、仏教徒であろうとイスラム教徒であろうと、その人にとっての癒し人を身近に覚え、自分が癒し癒される感覚を得るはずではないか、と思うんです。

　もし私がキリスト教に共感を持ってなかったとしても、仏教徒であったとしても、それを仏として癒しを体験したと思いますし、自分の内側の神仏を発見したであろうという確信があるんですね。結局どんな道をたどってもスピリチュアリティに行き着いたであろうというような気がするんです。

近藤　それともう一つね、今回ご一緒した人で沐浴を体験したある女性の方が、沐浴した後に、自分の母親を身近に感じた、母親に抱きかかえられたような感覚を抱いたと語っていたんです。自分が幼子に戻っているという感覚を得たというようなことをおっしゃってたんですけれども、これはまさに象徴的じゃないかなって感じがするのね。幼子は皆母親から生を受けるわけですよね。で命の源である母との関係性をそこで、もう一回回復する。それは僕の場合は特に母との関係の中で、非常に私の人間性が歪められたという心のトラウマとして残っていた。その癒しのきっかけはやはりその母との関係性の回復がそこで生じたからだというふうに僕は思う。

それが僕の根源的な癒しにつながったんじゃないかなって感じがするんですね。だからそういうような意味で僕は、その方は実に興味深い体験をなさったんじゃないかなと思います。

太田　体験の形はそれぞれ違っていても、参加した皆が一つのことに気づいた旅だったのかな、という気がしますね。

近藤　そうだね。あるいは気づこうが気づくまいがね、その体験が皆さんに実感や経験として残るんですよ。それがいつか「ああ、なるほどな」っていう気づきに到るカギになるかもしれない。

太田　そうですよね。ルルドで何も得られなかったとしても、それがまた自分への問いかけのきっかけになる。

近藤　そうだね。自然との対話とか宇宙との対話とかが、そこから生まれて、自分の命の根源との対話、そして関係性の回復につながっていくんじゃないかな。

太田　読書などでも、一冊読むと結局またもっと疑問が出てくる、というのと同じで、今回そのルルドに行って、自分の内側の宝に気づいた。けれども気づいたことで、またさらに問いかけなければいけなくなった。この繰り返しでしょう。

近藤　それはそうだ（笑）。

太田　私はそれでいいと思っているんですよ。先生がいつもおっしゃるゴーギャンの問いかけと同じように、普遍性をもって自身に問いかけを続けること、そのきっかけとなったという意味で、このルルドへの旅は、ゴールではなくむしろ新たなスタートだと思っています。

近藤　そうだよね。それが人生の旅だろうし、また、人生の旅としての面白味なんじゃないかな。

第2章 ——「私」と異文化

異文化との出会い——金門橋の上に立ち

近藤　裕

ヒトが人間に成る橋渡し

地球上の生き物の中で、人間ほど人の助けを必要とする生き物はいない。誕生の瞬間から成人するまでの過程を見ても、実に多くの人々の手を借りなくては、文字通りこの世の第一歩を踏み出すことも、歩み続けることもできない存在なのだ。

他の哺乳動物に比べて、いのちの存続にどれだけの手助けを必要としているだろうか。生存に不可欠な養分の摂取、排泄の処理も保温も、独りでは何もできない無力な存在なのだ。それも、長い日数、年月にわたる。

これほど自分以外の存在に依存的であるヒトというういのちが、一人前の〝人間〟に成るために欠かせないコミュニケーション能力を身につけるのにも、人々の助けを必要としている。母親はもちろん、家族の暖かな眼差しに充ちた語りかけを受けながら、音声の復習の繰り返しを通じて、人間が交わす複雑な言葉の意味付けと使い方を少しずつ学んでいく。赤ん坊のあの無垢な笑い。それは、自分の生存にとって必要不可欠な人々と通じ合う歓びの表現ではないだろうか。それは、ヒトが人間に成り、人間として生きるために欠かせないコミュニケーションがもたらす、快感の原始体験なのだ。

こうして、ヒトが人間という社会的な生き物として、たくましく、うまく、よく生きるために、言語によるコミュニケーションの意義を学び、言葉を駆使する能力を身につけるのに、ほぼ二十年におよぶ長い年月を必要としている。いや、二十年かけて、形のうえでは成人しても、一人前に話せる能力、相手に聴く能力、そして理解し合う能力を学習していない欠陥人間を現代社会は生んでいる。

人間の頭脳の一部の代行機能を果たせるほどの進歩を遂げたＩＴ。時間と距離の壁を瞬時に超えて、相手と通じ合うことを可能にするもろもろの文明の利器の利便性は否定できない。その一方において、表情といのちを失い、単なる言葉のやりとりと化し、相互理解を妨げる結果を招いているとしたら、それはなんと皮肉なことだろうか。

私たちは、このＩＴ社会の光と影により受けている影響を見極め、自分の現実のいのちの存在の位置を確かめるには、常に、他者との交流と、心を通わせる対話が求められているのだと私は思う。

こうして、人は人々との出会いの体験を積み重ねながら、〝人間〟に成っていく。人間とは、本質的に群生的、社会的生き物だからだ。人は他者という鏡に映し出される姿を見て、気がつかなかった自分、忘れていた自分、仮面の下に隠されていた人間である自分の姿との出会いに導かれる。これを「ミラー現象」という。

とするならば、人々の交流、心と心がふれあう交流が多ければ多いほど、それだけ人間としての本当の自分の姿と出会う機会が多くなるということではないか。それは、他者に見出す自分と異なる異質性、異文化との出会いを意味し、そこに生ずるカルチャーショックの体験が、実は自己の人間形成にとって限りない影響を与えることになるからではないだろうか。少なくとも、私にとっての異文化との出会いは、私の人間性の本質（「現実の自分の姿」、醜と美が共存する自己）に目覚めさせられる貴重な体験であったことは間違いない。

私の異文化との最初の出会いであったアメリカという人種のるつぼの文化における体験の記述から始めよう。

金門橋を歩いて渡る体験に学ぶ

柔らかな日差しが背中を暖めてくれる夏の日の午後であった。

サンフランシスコの夏は、日本とは違って、厳しい暑さを感じさせない。日中でも摂氏二〇度前後という気温でまことに凌ぎよい。反面、少し風が強いところでは、うすら寒さを感じさせられたりもする。

薄着でいた私は、洋上七〇メートルの橋に足をかけた瞬間、下から吹き上げてくる風に、思わずシャツの襟を立てた。吹き上げる風の音と、脇を次々と時速四〇マイルで通り過ぎる車の作り出す風とが交錯し響き合い、奇妙な音となって私の耳を圧する。

しばらく歩いてから、私は鉄柵越しに眼下の景色を見下ろしていた。金門橋が跨《また》いでいる入江の真中あたりには、白い波が重なり合っている。流れが早い。海面を凝視していると、その急流に体が誘い込まれるような恐怖感に引き込まれ、あまり気持ちのよいものではない。そういえば、橋が完成してから、ここから飛び降り自殺した者が、すでに六百人を越えている。そのある者は、ふと魔がさして、足もとの流れに吸い込まれてしまったのかもしれない。もちろん、その大半は、生活に疲れを覚え、孤独な生活に耐えきれずに、自らの死を選んだ者たちであるにちがいない。アメリカ一美しい橋が、アメリカ一自殺の名所であるというのは、なんと皮肉なことだろう。

橋の真中あたりで一息入れ、あとは下を見ずに、対岸の丘陵に目を向けて一気に対岸に辿り着き、ほっと胸をなで下ろした。

一息つき、心が落ち着いてから、踵《きびす》を返して帰路につく。帰路の体験は、やや馴れたせいか、気持ちにも余裕が出て楽しいものだった。まず、橋の左側の彼方にはサンフランシスコのスカイ・ラインが、折から傾きかけた太陽の光を浴びて美しく映えていた。橋の正面にはユーカリの広大な林。右側には白一色の整然とした街並み。そして、さらにその右にはブルーの海が無限に続く。海上には、航路を西に向けた大きな貨物船が白波を立てているではないか。白い鴎も高く、低く舞っている。まことに、のどかな楽しい風景だ。恐怖心にとらわれ、あたりの景色を十分に鑑賞する余裕もなく、足早に渡った往きの体験に比べて、帰路の体験は格別に楽しいものであった。

私は、金門橋を往き帰り徒歩で渡るというこの経験を通して、同じ一つのことを体験するにも二通りの経験を得ること、しかもそれぞれが独自の意味と価値を持つということを改めて思い知ったのであった。さらに、その別々の経験の意味と価値を、幅広いパースペクティヴを持った総合的な認識として自分のものとすることができる、ということも教えられたのである。

金門橋を渡るという些細な体験に秘められた意味は単純ではない。サンフランシスコ側からたった一度渡るだけでも、「金門橋を見た、渡った」ということには変わりない。それも、車で渡るとすれば、あっという間に通り過ぎてしまう。そんな場合の金門橋の印象は、「これが、あの有名な金門橋ですか?」といった程度の、さして心に残るほどのものではないにちがいない。

逆に、対岸からサンフランシスコに向けて渡る体験は、サンフランシスコの美しい街並みやスカイ・ラインに見とれて、金門橋そのものの美しさを見過ごしてしまうかもしれない。それでも、その人はやはり、「私は金門橋を見ましたよ」と人々に自慢することもできる。

次のような鑑賞の仕方もある。

金門橋をある距離を置いて遠くから眺める。たとえば、橋の両側に展望台があるが、マリン郡側の展望台から見た景色は絶景である。視界の右隅に金門橋を収め、前方にサンフランシスコ湾、それらを一望にする景色は、世界の各地から訪れる観光客の目を一様に楽しませてくれる。

しかも、展望台から見る金門橋は、季節の変化に従ってその容姿を変える。とりわけ夏には、特有の低く垂れた霧が太平洋から流れ込み、金門橋を包み込む。すると、その霧の上に聳え立つ数多くのロープに支えられた鉄塔が、夕陽を浴びて金色に光る。ロマンティックなその容姿が、見る者の旅情を豊かにしてくれる。朱色の金門橋が文字通りゴールデン・ゲートになるのはこの瞬間だ。だが、そのことを知る観光客は意外に少ない。

金門橋を下から見上げるのも、また興味がある。なかでもサンフランシスコ側の橋頭堡《きょうとうほ》から見上げる時、橋の巨大な姿が眼前に迫ってくる。足もとには大きな飛沫が打ち寄せるサンフランシスコ湾の流れの上を往き交うヨットや、飛び交う海猫や鴎の群、そして、あちこちと波間に身軽な姿を現すオットセイ。橋のたもとに降り立ってこそ、はじめてこれらのすべてを味わうことのできる絶景である。

金門橋の夜景も天下一品。マリン側の丘陵の上から、オレンジ色の電光に浮かぶ橋を眼下に見ると、橋の彼方右側にはサンフランシスコの夜景が白く浮かび、さらに前方には湾東の丘陵一帯にダイアモンドをちりばめたような街の灯がまたたく。この絶景を眺めながらロマンスを語る男女の数は、夜空をまたたく星のみが知る。

湾東側から眺める夕陽に燃えた金門橋も、見る者をして思わず感嘆の声を上げさせる百万ドルの景色である。夕焼けに見事に彩られた大空の下には、左側に灯りの中に浮かび上がった街並み、ビルの林、そして静かに沈んでいく真赤な太陽を背に美しく冴える金門橋のシルエット。筆者の自宅の居間の真正面に展開するこの景色は、仕事で疲れて帰った私の心を癒す最良の妙薬だ。

繰り返して言うが、金門橋一つを鑑賞するにしても、このようにいく通りもの見方があり、体験の仕方がある。無論、これらのどの見方にしても、見る者にとっては、それはそれなりに価値があり、意味がある。だが、言うまでもなく、その一つの限られた体験は金門橋のすべてを代表するものではない。

アメリカと日本の両面性――美と醜の認識

ところで、サンフランシスコの対岸に住み、日ごと金門橋を眺める私の心には、その影像が、美と醜の両面の要素を抱えたアメリカ社会の象徴的存在として深く焼き付いてならない。

ニューヨークのハドソン河の入り口に高く聳え立つ自由の女神に代表される〝自由の国〟

アメリカに、〝自由〟を求めて世界の隅々から移住してくる人々は後を絶たない。このように〝自由〟を求めて移住してきたいくつもの人種によって築き上げられ、構成された国がアメリカである。アメリカは自由を尊重する国であり、その自由を中心に寄り合った複合人種国家である。

このような複合人種国家であるアメリカという国は、ヨコ社会の特徴を多く抱えている。人種のるつぼ社会には、他人との連帯性やコミュニケーションが不可欠となる。さらに、権力者によって支配されず、また、特定のイデオロギーに拘束されず、考える自由、表現する自由、信ずる自由に基づいた民主主義の社会には、お互いの意見や考え方を伝え合い理解することが不可欠となる。こうして、複合人種国家としてのアメリカの社会には、ヨコの連帯を重視する価値観が生まれ、ヨコ社会としての形態が必然的に生み出される。そしてそこに他人とのつながりを重視するヨコ社会アメリカの美が宿る。話し好き、気楽な人付き合い、開放的な性格などといった、アメリカ人の一般的な国民性は、ヨコ社会の美の側面を代表する。

だが、このヨコ社会のアメリカにも落とし穴がある。個人の人格の自由を尊重する個人主義が利己主義に陥り、自己の主張が、他人の権利を無視した自我の主張となる危険がある。そこに自由主義が放任主義となり、タテのつながりとヨコのつながりもなくした孤立した人間を生み出すという結果も招く。

さらに、複合人種国家であるアメリカ社会には、人種間の断絶と、孤立した人間を生み出す要素が多く潜在する。各人種別に受け継がれてきた固有の言語、風俗、習慣はサブ・カルチャー（小文化）として維持され栄えることにより、それぞれの人種内における他人との連帯性を培う反面、他人種との間の溝を深めてしまうという傾向を生み出す危険があるのだ。複合人種国家には、人種の数が多くなればなるほど、克服しなければならない障害が多くなる。その壁は厚く、容易には破れない。こうして、同じ言葉を語り、同じ習慣を楽しむ者の間には強い共同体意識が生まれるが、その反面、他人種との間には深い溝を生み出すという結果をもたらす。

厚い壁を破り、多くの偏見や障害を克服し、他人とのつながりを生み出す社会は美しい。私は、その美をヨコ社会のアメリカに多く見出すと同時に、そのヨコ社会が抱えているディレンマと、そのディレンマが生み出す醜い面も見逃すことができない。

過去十数年の在米生活の中で筆者は、人生を自由に、心も広く豊かに、そして幸福な日々を送る多くのアメリカ人に接してきた。人種のるつぼの中で、自己の人種的優越感に浸り、他人種から隔絶した生活に自己満足の日々を送るアメリカ人にも、その反対に、人種のるつぼの中でまったく孤立し、そこからこぼれ落ちていく多くのアメリカ人にも接してきた。

このようなことを経験するにつれて、私の心には、金門橋がアメリカのシンボルとして映ずるようになった。外目に美しく映る金門橋は、孤独な人間を死に招く落とし穴を抱えた自殺の名所でもある。醜と美が同居している社会――これがアメリカの真実ではあるまいか。

ところで、金門橋の先に無限に広がる太平洋の彼方には、筆者の母国日本が横たわっている。そして、その日本から広大な太平洋を越え、この国アメリカを訪れた者の数ははかり知れない。その数は、ここ数年、年間五百万を超えると聞いている。一時は戦争という暗雲にさえぎられて閉ざされていた橋も再び開かれ、戦後六十数年を経た今日までにこの橋を往き来した日本人は膨大な数にのぼる。そして、その一人ひとりが体験したアメリカという国の体験は、まさに百人百様であるにちがいない。

この、アメリカに旅し、生活をして得たその人の体験は、それなりに独自の意味があり、価値があることはいうまでもない。かといって、その人の体験はアメリカの国のすべてを代表するわけではない。気がつかず、知らず、したがって体験しえなかったアメリカのさまざまな文化の側面もまた、きっとあるにちがいない。

さらに、一人ひとりの体験の仕方も違うことだろう。同じアメリカに旅をし、生活をしても、その体験の内容は百人百様であろう。ある人は、アメリカに生活したことによって、「自分を考え」「日本を考え」、なんらかの変化を内に経験するかもしれないし、また逆に、接したアメリカ人に「自分を考え」「アメリカを考える」機会を提供する体験を得るかもしれない。

思うに、外国に旅をし、外国に生活することが自分にもたらす最大の利益は、訪れた国の人々の生活に触れ、自分がそれまで当然のこととして考え行動してきたことと異なった考え方、生き方に触れるということではないだろうか。そして、そのことによって広がりを得たパースペクティヴのもとで「自分を考え」「日本を考える」ことにより、少しでも人間的に成長することにあるのではないだろうか。

そもそも、旅の目的は新しいものとの出会いにある。それも、自分の目で見、自分の耳で聞き、自分の肌で触れることによって、人生の視野を拡大することにある。そのことによって、ある人は人生観や世界観の変化を体験し、奥ゆきのある人間に成長するかもしれないし、また、ある人は、はじめて自分の長所を知り、また母国日本の良さを発見するかもしれない。

心狭く、固定したものの見方を持つ人や、自分の生き方が絶対に正しいと考える人には、外国旅行や外国での生活は向かない。そういう人は、自分の成長どころか、海外生活不適応症を起こすのが関の山である。精神衛生に関する問題を持って私のオフィスを訪ねてきた人は、だいたいこの種の人たちであった。そういう人たちの、共通した特徴は、アメリカを軽蔑し、極端な優越感を持っていることである。

ひるがえって日本を訪れる外国人はどうかと私は思う。富士山の景観に感嘆の声を上げ、京都・奈良などの名所古跡に目を見張る外国人のいく人がほんとうの日本の美しさ、あるいは日本人の真の心に触れて帰ることができるのだろうか。これは、日本を訪れる外国人にのみ向ける問いではなく、我々日本人自身が問わねばならない問いだと思う。

日本の美を象徴すると共に、日本人の心をも象徴する富士山。それは美と醜の両面をたくわえている。日本人に固有の礼節を重んじる心、素朴で純真な心、包容性に富んだ心、深淵な心、これらのすべてが控えめに美しく輝く反面、そこには暗い影が宿っている。

あのピラミッド型に構えた巨大な容姿は、権力と利害関係で連なるタテの関係によって統一された社会を象徴し、見る者の頭上に押し迫ってくる。まさに、富士山は日本のタテ社会の姿をそのまま象徴的に表しているとも見られる。サンフランシスコ湾にまたがる金門橋がヨコ社会のアメリカを代表するように、富士山はタテ社会の日本を代表する。そして、遠目には美しく見えるこの富士山は金門橋と同じように醜い面も宿している。

すべてのヨコの人間関係が、社会的地位と利害関係で結びついたタテの関係によって規制されるところに個人の自由はなく、個人の人格の尊厳が軽視され、また、他人との心と心のつながりもない。さらに、タテの関係によって統一された社会には、迎合（コンフォミティ）の美はあっても、個性（インディビデュアリティ）の美がない。

異文化の体験から得る、その異文化の印象も、また異文化から受けるインパクトも、人によって非常に異なったものになる。

先日読んだ星新一氏の『明治・父・アメリカ』という本の中で、こういう言葉に出会った。「多くの人はアメリカに行くと、アメリカ人のようになって帰ってくるが、ぼくはそうはならないつもりだよ。向こうの知識のすぐれたものを吸収し、もっとも優秀な日本人になって帰ってこようと思っている」

これは明治二十七年、二十歳にして志を立てアメリカに渡り、苦学を重ね、星製薬株式会社を創設し、製薬業界の第一人者となった星一（作家、星新一氏の父）がアメリカに渡る前の決意を友人に語った言葉である。
「もっとも優秀な日本人になって帰ってこよう」という、この、星一の短い言葉から私は多くのことを学ぶ。

まず、そこに、外国に行っても、「日本人としての自分（アイデンティティ）を失うな」という戒めを聞く。日本人として自分を失わないためには、まず日本人としてアイデンティティを自分がしっかりと持っていなければならない。アメリカに旅し、アメリカに居住する多くの日本人が、この自分のアイデンティティをしっかり身につけていないために、異国の文化、アメリカの文化に同化し、自分を失ってしまうということがある。

異国の文化と同居（ミックス）はしても、同化（ブレンド）してはいけない。いや、同化できるものではない。同化してしまえば、その者は「変な外国人」になってしまうのである。自分では同化できたつもりでも、周りの者には「変な外国人」であることには変わりない。日本にいる外国人が、着物を着て、たくあんを食べ、座禅を組んでも日本人にはなりきれないと同じように、日本人が、いくらアメリカ人の風俗や習慣を真似しても、所詮、日本人であることに変わりはない。

星一の「もっとも優秀な日本人になって」という言葉の中に、さらに私は「人間として成長して」という含みを感じるのだが、それは私の読み過ぎだろうか。外国に出ることより、日本人としての自分の姿を、生き方を、客観的に、巨視的に見つめることにより、奥行きのある人間に成長することから、「もっとも優秀な日本人」を明治の時代は生み出した。そして、それらの和魂洋才の傑物は日本の近代化に、後世に遺るすぐれた貢献をなし、今日の日本の近代社会の礎石となったのである。

外国を自分の国に同化させるという、かつての軍国主義、植民地主義時代は終わった。外国の異文化を自分に同化させたり、または、自分が相手に同化してしまうのではなく、外国の異文化と対話し同居することによって平和共存をはかり、しかも、相互の独自性を受容し合い、よい意味において影響し合うことにより、相互の繁栄と成長をもたらすことこそ、現代国家に課せられた課題だと思う。

単一文化は「能率的」か？

さて次に、「はじめに異文化ありき」という命題を考えてみたい。この命題は、日本も含めて世界は異文化との共存なくしては存在しえないという事実の認識を求める。

それはまた、単一文化の持つ便利さやおごりを放棄することも求めるものだ。

世の中には、単一文化を能率と同義語に解する向きがある。確かに世界が単一文化であれば、大規模の大量生産も大量消費も可能であり、それは能率化に通じる。人間の好み、ファッション、ライフスタイルも国際的に画一化できれば、それも能率的であろう。また、テレビなどマスメディアによるネットワークの拡大によって、文化の一体化や共有も可能であろう。民族やイデオロギーの差異すら、能率によって乗り越えられると信じている人もいる。逆に、イデオロギーの共有（強制）によって能率的な統治を求める政治家もいる。

だが、そのように能率的（?）な単一文化が達成されることは望ましいことなのだろうか。確かに地球に異なったさまざまな文化や多くの国家が存在し、その国と国の間に人工的に作った境界線が引かれ、そこを境に争い合っているという現実を見ると、世界が単一文化であればすべての問題が解決すると思えないこともない。しかし、悲しいかな人間が住む世界は、「バベルの塔」に託された夢とはおよそ縁遠い現実を抱えた混乱の渦の中にある。その混乱に統一を与えるのは、単一文化の達成でもなければ、世界を能率化することでもないだろう。

数年前に私は、イギリスの作家E・M・フォスターの『機械が止まる』という一九二七年の作品に出会った。出会ったといっても直接読んだわけではない。手に入れようと試みたが、いまだに実現していない。『内なる外国』（ダグラス・ラミス、時事通信社）の中に紹介されていて知ったのである。ラミス氏が同書において展開する単一文化の批判に、私は深く共鳴するものがある。まず、フォスターの『機械が止まる』の一文を引用しよう。

「近頃では、旅行する人などほとんどいない。科学の進歩のおかげで、この地球はどこもかしこもまったく同じような所になったからである。以前の文明があれほど望んだ、時間をかけずに往き来することは、往来自体を打破することで終わった。シュルスベリーとなんら変わらないというのに北京へ出かけたとて何になるだろう。北京とまったく同じシュルスベリーになぜ戻ってくる必要があるのだろう」

この短編は、単一文化が完全に達成された未来社会を描いたものであるが、同時に、単一至上主義に対する風刺の作品でもある。時の英国の植民地政策に対する批判でもあろう。

ラミス氏は、このような注釈を述べている。

「これが書かれたのは一九二七年だった。それ以来世界は、フォスターが想像した方向へと、かなり急速に進展してきた。一九二七年に東京から長崎へ旅することは、今日東京からロンドンへと行くよりももっと豊かで面白い経験ができたのではないか。おまけに空の旅が、世界大の単一文化のモデルを作り出した。異国に来たことを自分に証明するには、みやげ物店で何か買うしか方法がない。だが、これですら、ひっくり返してみれば、どこかまったく別の国で作られたものであることを発見する場合が多いだろう」

氏の文章をいくつか列挙しよう。

「人間が普遍的である理由は、人間の独自性にこそあるという逆説的事実がある。各人が他者とはっきり区別できる顔を持ち、独自の性格を持ち、かつて語られたことのない人生を歩み、そして固有名詞で呼ばれていることが人間の普遍的性格なのだ」

「独自文化が文化の本質なのだ。……世界中の文化をミックスして普遍文化を創り出すことは、世界中の言語をミックスして普遍的言語を創り出すと同じくらい不可能である」

「多種文化でのみ、人間とは何であるかを知ることが可能だ」

「人々が異なった生き方をしてきたことを知り……違ったふうに生きられると知ること、違った生き方をしている文化を知ること」によって人間とは何かを知ることが可能なのだと主張するラミス氏の考え方にある文化的相対主義、文化の差異性の受容が人間らしく生きることを可能にするという主張に、私は深く共鳴する。なぜなら、別の文章で氏も指摘しているように、単一文化は寛容よりも非寛容を生みやすいことを、人類の経験が示し、歴史が証明しているからである。「単一文化に近づいた国々や地域においては、わずかな差異が戦争や侵略を正当化するために使われる」事実は、歴史の教科書を見ればいくらでもある。「過去を忘れるものは、再び過去の過ちを繰り返す」という戒めの言葉を、改めて想い起こしたい。

異質性への対応の違い——支配か、妥協か、統合か？

ところで、異文化との出会いは、どんな影響を人々に与えるのだろうか。異文化に触れ、外国人と接触する時には、しばしばフリクション（摩擦、軋轢《あつれき》、不和）が生ずる。単なる個人的な好き嫌いという感情だけからではなく、考え方、意見、利害の面からフリクションが発生する。さらに、それが基でコンフリクション（対立、葛藤、紛争）が生ずることも多くある。その場合にそれをどう克服したらよいのだろうか。難しい課題である。

異文化との間にフリクションやコンフリクションが発生するのは、避けられないことだと私は思う。そもそも、「はじめに異文化ありき」であって、世界は異文化によって成り立っているものなのだから、人間生活のあらゆる場面で、それは起こりうる。外国での生活においても、日本での生活においても同じことだ。それが人間の世界なのである。

そこで、この不可避なコンフリクションを忌避し、否認したり、拒絶することなく、単なる〝相違（ディファレンス——感じ方、考え方、意見、利害の相違）〟と理解し、それを創造的に活かすというような対応をした方がより賢明だと思う。それが人間の知恵というものではないだろうか。

アメリカの経営学者メアリー・パーカー・フォレットは、このような考え方を強く主張している。フォレットは『組織行動の原理——動態的管理』（未来社）の中で、コンフリクションは人間がなんらかの意見を持ち、自己を主張し、利害関係を持つ存在である限り、避けられないものであるのだから、それを乗り越え、創造的に用いることが重要だと説いている。

たとえば、電車はレールと車輪との摩擦（フリクション）、バイオリンは弦と弓との摩擦があるから成り立つように、摩擦をプラスに働かせることで何かを創造できるという。対立は善でも悪でもなく、〝争い〟でもなく、〝相違〟——意見や利害の相違——が表面に出たものと理解すべきものだと彼女は言う。

今世紀傑出した三人の管理論の専門家の一人として、ドラッカーが称賛するだけあって、フォレットの理論から学ぶものは多い。異文化対応のあり方や異文化適応能力に関してはもちろん、社会の問題、国際的問題の解決に関して彼女は多くのことを示唆している。

フォレットは、対立を管理する（対応といってもよい）方法には、①支配・抑圧、②妥協、③統合の三つがあると説く。

「支配・抑圧」によって対立の解消を試みると、一方の側が他方を制圧するという現象が生ずるのは避けられない。強者（優位性を自負する者）が弱者（劣等者と見られる者）を制するという姿勢がその根底にあるわけである。そして、抑圧の結果、被害者、弱者の立場に立たされるものは、やがて強者の立場に立つことを求め、強者を制する加害者になろうとする願望を抱くようになるというのが、人間の共通の心理である。（その表現の仕方はそれぞれの文化によって異なる）。このような力学的構造が強者―弱者の関係に発することを避けるのは難しい。「支配するのは易しいが、統治するのは難しい」というゲーテの言葉を思い出す。

「妥協」は、相対する双方が、それぞれ相手側になんらかの譲歩をすることによって対立を解消しようとする方法である。しかし、妥協は自分にとって利益となるものを放棄することを意味するのであるから、後には不満が残るわけである。なんらかの欲求（意見や立場の主張）を放棄するのであるから欲求不満が生ずることになる。さらに、その充たされなかった欲求を、なんらかの形でいつか充たそうとする行動に（意識的、無意識的に）走らせることにもなる。国家間の紛争、経済的摩擦や対立が繰り返して起こるという事実がそのよい例であろう。

このように、一方が他方を抑えてしまう「抑圧・支配」や、双方が部分的に犠牲を強いられる「妥協」よりも、双方が同時に満足できる解決策を求める「統合」による対立管理の方法が最善であるとフォレットは説く。「統合」のプロセスは、まず双方の相違点（異質性）を確認することから始まる。相違点をさらけ出すこと、つまり相違点が何であるかが判らなければ、それらを統合することは不可能なのである。

この対立・葛藤を明らかにするという作業は、実は私どもが心理療法において、クライアント（患者）の心にある葛藤を解決し、精神的統合を求めるというプロセスで常に心がけている重要な治療上の課題である。

たとえば、他人に対する憎しみを抑圧し、あたかも存在しないかのように思っていながら、実はその憎しみの心情によって、その人の言動が無意識的にコントロールされているということがある。この場合憎しみを感じながら、一方では、感じてはいけないという二つの心情の葛藤を意識化し、その二つの心情の実態を明らかにすることが、精神的統合をもたらすと考えられるわけである。

これは、単に個人のみならず、個人対個人、集団対集団の対立、人種間、国家間の対立の解決においても不可欠な営みであると私は思う。つまり、統合を実現するためには、まず、すべての問題点（相違点）をさらけ出し、真の問題の核心に直面し、対立を表面に出すことが必要となる。これが統合を実現するプロセスにおいての最初の、そして重要な課題なのである。

この「すべてをさらけ出す営み」は、双方が共感的姿勢（相手の立場に立つ）をもって、相手に傾聴することによってのみ可能となる。また、そのためには、相手に自分の考えや主張を理解してもらえるような伝達能力も必要であることはいうまでもない。さらに、相手の文化的特徴、個人的特徴、意見や利害の相違によって相手自身を拒絶しないという努力、また、偏見を持たず、偏見に気づいたらそれを取り除く努力も必要である。

こうして表に出された双方の欲求や主張は、その妥当性や健全性を検討することが可能となる。対立している欲求や主張が再評価され、比較・検討されることによって、葛藤・対立の原因や根拠が明らかにされる。また、葛藤の拡大を防ぐことも可能となる。欲求を相互に調整し合うことも、さらに一部の欲求や主張については、その価値や正当性を見出せなくなるということも起こりうる。このように、対立する双方の欲求・主張や考え方を分析し、すり合わせる作業が、統合の実現には欠かせないのである。

先に述べた対立や葛藤を克服する最善の方法と考えられる「統合」を目指すアプローチには、かなり高度のコミュニケーション・スキルが不可欠であろう。双方が相通ずるものと、通じないものとをきちんと識別する。また、差異があって当然という認識を持ち、相互受容や適応の努力をする。双方が自分の枠組みを強制するのでもなく、また安易に同化もせず、互いに共通する部分、受容できる部分を見出し、それを拡大し、その共通の基盤に立って相互の理解と信頼を深め、一つの目的に向かって作業していく——これが理想的な「統合」による異文化対応の姿といえよう。

このような課題を達成するためには、かなり高度な自己表現、および相手の表現を受信するスキルが必要である。その点、間接的な表現を重視する日本人の伝統的なコミュニケーション・パターンでは対応できない部分も出てくると思う。

〝自分探し〟と異文化の理解

太田 塁

自分探しの果ての鎮魂のステップ

異文化に触れる衝撃とそれを受容する悦びや感動、あるいは、それを拒絶し征服する横暴を描いた書物や映画、ドラマは膨大に存在し、そのどれか一つを好サンプルとして抽出するのはいかにも陳腐で、当を得ているとは言いがたいことを重々承知のうえで、『ガッジョ・ディーロ』（トニー・ガトリフ監督／一九九七年／フランス＝ルーマニア）という私の好きな映画を紹介してみよう。

これは、パリからやってきた旅する青年・ステファンが、同じく旅人であり、冒険の最中に世を去った父が生前好きだったある歌を探し求めて、ロマ（かつてジプシーと呼ばれた人々）とともに生活する話を描いたものである。

この作品の中で、親切で情熱的なイジドールという老人を通じて、次第にロマたちと心を通わせていくステファンが、あたかも亡父のやりかけの仕事、冒険の続きを継承するように、そして何よりも、そのかけがえのない〝生きているという実感〟、自由で血の通った交流に我が身を置くフィーリングを保存しておくために、ロマの人々の歌を録音してまわるシーンがある。

聴いたこともない音色や、意味はわからないがエキゾチックでメランコリックな歌声や歌詞に心躍らせ、ステファンは実に無邪気に、ある文化を「切り取って」いく。旅先で心惹かれたロマのサビーナに「これは兄を殺した男の歌よ」とたしなめられても、ステファンは意にも介さず録音を楽しむ。そこに邪気はない。

やがて物語の終盤、ステファンは親友であるイジドール翁の息子の死という悲劇に直面する。胸を打って慟哭《どうこく》するイジドールを呆然と見つめるステファンの目に、動揺はあっても涙はない。泣けないことは、もしかしたらロマとの生活が非日常から日常になってしまったがゆえの、あるいは逆に、異文化に身を置く者から、異文化を外から眺める（そう、切り取る）者になってしまったがゆえの、対象への心的な距離感のあらわれかもしれない。人は、こうした時いつも鈍感になる。

村に戻る車の中で、ふと我に返ったステファンは突如道ばたに車を停め、降車して一言。

「俺はなんてバカなんだろう?」迷うことなくステファンは車に戻り、それまで心震わせながら喜びのうちに録音してきたテープを取り出してきて、それらを道ばたの岩に打ち付けてすべて壊してしまう。

岩の根にテープの骸を埋めると、その上から土をかぶせてウォッカを振りかけ、見よう見まねでロマの鎮魂の踊りらしきステップを踏む。車の中でまどろんでいたサビーナが目を覚まし、ステップを踏むステファンを見て何とも言えない笑顔を見せて映画は終わる。

岩にテープを打ち付ける行為は、ステファンにとって一つの殺しを象徴している。無邪気に誰かの魂に踏み込んで、それを物見遊山的に消費していた自分に気づき、恥じて、愚かで無礼な自分を殺すのだ。テープが、きらきらして躍動感溢れるロマとの生活の中で出会った自分自身の証であり、その命を保存したものであったからこそ、それを殺した後鎮魂のステップを踏んだのだ。ステファンは、自分を探しに旅に出て、そこで出会った自分を殺すのだ。

しかし、もしサビーナの最後の笑みが好意的なものであったならば、この殺人は、創造的破壊である。ステファンの気づきへのエールであり、気づいたステファンへの、より深い歩み寄りと言えるからだ。

異文化との出会いが抱えるディレンマ

時に、理解したと思って〝なりきる〟ということは、無様で不躾なものだ。『ガッジョ・ディーロ』の中で、パーティや酒場のシーンでステファンが見せた、ロマたちのそれと比べて明らかにワンパターンでぎこちないステップや、土地の風習やタブーを知らずにイジドールの部屋を掃除してしまい「掃除は女の仕事だ。男が掃除をするなんて」と叱られる件などはその好例だ。しかし、そうした〝なりきり〟がまた、異文化を理解し差異を受容するための初手の一つであることも間違いない。

人は、異質なものには興味や愛着だけでなく、脅威と警戒心、そして動物行動学的に言えば危険とも呼べる好奇心を抱く。

人が、未知なるもの、自分と異なるものとふれあい、理解しようと努める時、誰しも大差はなく、それは文明的というよりは原始的だ。そうした原始的な感情と並走しながらロマとの生活をスタートした、言葉がまったく通じない映画冒頭の頃のステファンの方が、我々にとってはるかにナチュラルに見えるのも無理からぬことだ。

人は当然、異質なものに、本質的な意味で同化することはできない。常に、そこには差異が厳然と横たわっている。差異を越えて完璧な均衡でもって一体となることは不可能なのだ。人は、異文化に対して解釈者にしかなりえない。そしてまた人は、異なるものとふれあう時には、いつも異邦人であり観光客的であることも、逃れえない宿命だ。いつの時代も人は、自分勝手な「再発見の繰り返し」の中で、その興味関心を充たしてきたのだから。

迫られた共生社会の見直し

あまり本質的ではないとはいえ、いったんこの異文化の相互理解に関して美しい答えを提示するならば、結局は、互いに違いがあるということをまずは認め、しかるべきプロセスを経て、理解／受容、そして共生へと昇華することが人類の進むべき道だ、ということになるが、残念なことに有史以来地球上には、そんな時代も文化も、マスとしては一度も存在していない。かてて加えて、二十世紀という時代を通じて、一つの国際社会の夢の絵図として議論されてきた共生社会への展望、特に多民族国家としてのアメリカをベースに想定された多文化主義的共生社会の在り方は、（――）事件以来、少なくとも大きな修正を迫られていることは間違いない。無論、（――）は読者各自が容易に埋めることができるだろう。

せめてもの救いは、局所的には、血の通った異文化交流や共生の成功例が存在してきたということだ。しかしその体験を、全世界で集合的に共有していくのに、人類はまだまだあてのない成熟を待たねばならない。

「有形の記憶」と「無形の記憶」と

未知なるもの、異質なものとの遭遇は、善きにつけ悪しきにつけ、きわめて原始的ではないかと先に書いたが、これは何も人間同士の問題だけに当てはまるものではないのではないかとも考える。それは、民族間や国家間の問題においても同じことが言えるのではないだろうか。

文化の相違からくる昨今の争いは、経済性や政治性、民族性の問題に帰せられるが、私にはもっと原始的な感情に支配されているように感じられてならない。つまりその根底にあるのは、相手が持つ「記憶への嫉妬」ではないのだろうか。

やがて別章（第4章）で、「保存すること」とそれを求めることの虚しさを述べるが、記憶という保存形態もやはり諸刃である。記憶は、人を郷愁の念に誘い、心震わせた瞬間や〝記念碑〟たる事物に刻み込まれたさまざまな情報をたぐり寄せるよすがとなるが、同時に人を悪魔的な振る舞いにも駆り立てる。記憶というものは、我々が考えるよりもはるかに残酷なものである（これは、無論トラウマとは異なる意味において、であることを付記しておく）。

記憶には、「無形の記憶」と、そのよすがとなる「有形の記憶」がある。人は、民族は、国家は、この二つの記憶に激しく嫉妬するが、「無形の記憶」については、それが形のないものであるがゆえに、ある意味では手出しのできない領域とあきらめざるを得ない。もしこれに加虐するとなれば、それはいわゆるエスニック・クレンジングや記憶の浄化、文化破壊や洗脳的教育にまで手を染めることになる。

一方「有形の記憶」は別である。形あるものはいずれ塵芥《ちりあくた》となる。にもかかわらず、それとて、何にせよ形あるうちは、それは必ず意味を宿しているし、存在を主張するし、時には脅威ともなる。物体としてのモノに罪はない。しかしモノは単に無機物ではない。その意思の有無にかかわらず、それらは常に特定の記憶や情念を宿している。誰かの想いが溢れんばかりに詰まっている。

有形無形にかかわらず、言語、文化、宗教、芸術、技術、そのすべてに人も民族も国家も嫉妬する。そこに自分の面影が一片もなく、自分とはまったく無関係の記憶が埋め尽くすさまを見て、狂わんばかりに嫉妬するのである。

記憶が逆作用すれば、かえってその者の精神的・物理的地図を狭くする。そう、記憶への嫉妬は人を、民族を、国を偏狭にするのである。

これは個人的な感覚から思いつき、民族／国家の話へと置き換えた発想だが、現在世界で吹き出す文化的相違にまつわる争いの本当の動機は、「記憶に対する嫉妬」、このきわめて原始的な感情に起因しているのではないだろうか。

本当の自分は存在しない？

異文化は、自己に対して他者、それもまったく異なる他者であるから、そこに身を置くことはまさに他者という鏡を通じて己を知る営みとなるわけである。先に映画『ガッジョ・ディーロ』を引いて、自分探しをするステファンが旅の途上で発見した自己を殺す解釈についてエピソードを書いたが、そこにさらに加えるならば、結局〝自分探しの旅〟というものはないような気がしている。いや、正確には〝本当の自分を探す旅〟あるいは〝本当の自分が見つかる旅〟というものは存在しないような気がしているのだ。確かにステファンにも〝自分探しの旅〟はあったが、〝本当の自分〟は見つからない。〝本当の自分〟が見つからなかったことを知ったステファンは、見つかったと思った自分を象徴的に殺して、また旅を続けるのだろう。

〝本当の自分〟は見つからないと言って語弊があるとすれば、確かにその時点での〝本当の自分〟は、あるいは見つかるかもしれない。しかし、見つかったと思った瞬間、それをじっくり検分する間もなく、さらに〝より本当の自分〟が、ここではないどこかにいることを知ることとなる。そして、今ようやく見つけ出した〝本当の自分〟を放り出して、〝より本当の自分〟を求めてまた歩き出さねばならないという案配だ。事実、〝ルルドのステファン〟たる私も、かの地での体験に触発されて、かえって〝本当の自分〟がいないことを知り、〝より本当の自分〟を探す旅の緒についた次第だ。したがって、ここでいう〝本当の自分は見つからない〟ということは、畢竟《ひっきょう》「〝究極的に本当の自分〟は存在しない」ということであることを知って欲しい。

なぜ私がこのように考えるに到ったか。それは、時間をかけて沈思黙考したうえで、最近どうも〝本当の自分は存在しない〟ような気がしているからである。

〝本当の自分〟の発見は、果てなき自問とともに

〝本当の自分は存在しない〟。これを別の言葉で言えば、おそらく英語での方がニュアンスが得やすいだろう。つまりその意味は、「〝リアル（Real＝現実に存在する）な自分〟は存在するが、〝アキュレット（Accurate＝正確／厳密な）な自分〟は存在しない」ということである。〝本当の自分〟とは、突き詰めれば、究極的には常に二つしかない。つまり、「自分が抱く理想像としての本当の自分」か「他者が発見する自分」の二つである。

そのどちらも、本当の自分と合致しているが、同時にその両方はほとんどアテにならない。というのも、「自分が抱く理想像としての本当の自分」は、あくまで〝自己診断的な本当の自分〟でしかなく、本当の自分であるというよりは、そうありたい自分であって、それが実像と近似しているかと言えば、必ずしもそうではなく、むしろ乖離《かいり》していることの方が多いような気がする。

一方、「他者が発見する自分」は、これまた誰かの主観的把握であって、把握する人によって〝発見され方〟が異なってしまう。

こうしたわけで、どちらにせよ〝本当の自分〟を探すことは、蓬莱《ほうらい》の玉の枝や火鼠の裘《かわごろも》を探すのと同じくらい困難なことであり、はっきり言えば不可能なのである。

〝本当の自分は存在しない〟。そうであれば、自分を探すということは、いわばあてのない旅にならざるを得ないし、だからしてゴールがない旅は旅でなく、それは彷徨である。人は〝本当の自分を探す旅〟に出るのではなく、いるはずのない本当の自分を求めて〝彷徨《さまよ》う〟のである。もちろん、そのどちらに優劣や正否があるのではなく、単に後者の方が表現上適切であると考えているのである。

では、〝自分探しの旅〟いや〝彷徨〟は無意味なことなのだろうか、といえばそうではなく、その先に「〝本当の自分〟がいない」というだけで、探すことそのものに意味がないわけでは断じてない。むしろ尊いのだ。そして誰もが、意識的にせよ無意識的にせよ、〝自分探し〟にさすらっている。自分を探すということは、自問を繰り返すことにほかならない。自問は、常に自分が今いずこにいるかを教えてくれるのだ。そして〝本当の自分〟がいないからこそ、あてどなく永遠に探し求め、そこに不断の自問が生まれる。自分探しの奥義は、まさにこのこと自体に見出せると言ってもよい。

いないとわかっている自分を探し続けることは、『シジポスの神話』に相違ない。それこそが人の一生であり、ロマンティシズムの意味からも、そして実存的な意味からも、気高い営為なのだ。どこに辿り着くかよりも、旅してみることこそに意味がある。その繰り返しで人類は今日まで永らえてきたのだ。

〝漏洩する不確実な自分〟というしなやかさ

〝本当の自分は存在しない〟。そう考えるに到ったのにゆえなくはない。もっと若い時分には、他人が把握する私自身と、自身で把握する私自身との間にある埋めがたき隔たりに、苛立ち苦悶していた。そしてなんとか、自他が認める〝本当の自分〟を確立しようと躍起になっていたのである。

しかし、今はもう〝本当の自分〟を探す彷徨は重ねても、「〝本当の自分〟を今ここで確立する」と強く欲し、探し続ける辛抱をせずにないものねだりばかりするようなことはしない。少なくとも、先述の二つの本当の自分のうち、「他者が発見する自分」については触らぬが賢明、という気分である。なぜなら、何度も繰り返すように、それは存在しないからである。

誰かが抱く私についての印象は各人各様であろうし、実際私自身、もはや「どれ」が本当の私で、「どこ」に私の本質があるのかがわからないのだ。誤解されることもあるだろう。過小評価されることもあるし、逆に過大評価されることもあるだろう。だがそれらは、こと関係性という文脈においては私自身でコントロールできることではないのだ。

実際、人は〝たくさんの自分〟、つまり多重な自己を生きている。ここでいう多重な自己とは、自己同一性のずれからくる多重性人格のことではなく、意識的／無意識的に、〝自己を規定する枠組みを越境する自己〟のことにほかならない。

人は、存在しない〝本当の自分〟を掌中にとどめておくために、一つでも多くのよすがを見出そうと、儚い属性にしがみつく。肩書き、学歴、地位、性別、国籍……。その一方で、同じ人間が、意図して状況に応じた自分を作り出し演じてみせる。また他者の認識のスキルや精度に準拠して、人は好むと好まざるとにかかわらず、意識せぬ／意図せぬ自分を生きているのが実情だ。〝本当の自分〟の構成は、複雑怪奇にして錯綜している。

しかし、そうまでして身にまとった〝本当の自分〟は、そのどれも当たっているだろうし、どれも言い得ていないような気がしてならないのだ。「誰かの見立てなど、その精度はたかが知れているのだ」と割り切ることもできるだろうが、いまや、それを差し引いても、私自身がどう理解されどう把握されていようと、素直に「それは当たっている。そして間違っている。あとはあなたに任せる」と言えるような気がする。

この世界に漏洩していく「私」の、そのどれにも私はいないし、あるいはそのすべてに私がいるだろう。どの風評も、どの直感も、どの振る舞いも、すべて私であり私でないのだ。無数の自分が、無限の特徴を持って、世界中のどこにも、いつも、正しく誤って拡張していくのを見送っている、そういう感覚なのだ。

今は、多重な私自身を生きることを悠々として愉しんでいる。そして、この迫真にして虚偽に満ちた「私」への誰か——そう、そこにはもちろん私自身も招かれている——の理解が大きく欺かれた時、そこに痛快な傾《かぶ》きを感じ取る。誰一人として永遠に、〝究極的に本当の自分〟を探し出し、捕まえることなどできやしないのだ。もちろん、私自身にも。

そして、ひとたびこの世に生を受けたらば、本当であろうとなかろうと、その〝私〟（とりわけ社会にあっては、他者それぞれが把握した〝私〟）を演じきらなくてはならない。それを演じきる前に、自己診断的にすぎない〝あやふやな私〟を、「これが本当の私です」と周囲の誰かに無理強いして舞台を去ることほど野暮なことはないのだ。

こうした、自他の意識／無意識、価値観や認識、把握で出来上がった自己の属性を、ことごとくするりとくぐり抜ける生き方は、抜け殻の生き方なのだろうか。漫然と、多重であることのみを活用して生きれば、それは抜け殻にはちがいない。

しかし、多重であらざるを得ない一生の中で、見つからない自分のありかを問うてさまよう自問自省の旅路を歩くならば、それは抜け殻ではない。そして、この軽快な紳士淑女が、すげ替え可能なカートリッジ社会である現代を生きる時、そこにしなやかな柔軟性を発揮する。誰もが交換可能な部品のように消費される現代社会について発想を逆転すれば、彼は、私は、その人生をどのようにも生きられる。演じられるのである。硬直し、膠着《こうちゃく》した一生は、さまざまな可能性への選択肢に満ちたものへと意味が転じるのではないだろうか。

そう聞いてもまだ〝本当の自分〟がないことを嘆く人がいるだろう。しかし〝本当の自分〟がないといったところで絶望することなど何もない。それを探す道のりは、険しいが彩り豊かであろうし、少なくとも、〝本当の自分を探してさすらう自分〟がそこに、厳然として存在していることには間違いがないのだから。

ダイアローグⅡ

他者を通じて「本当の自分」を知る

〝青い鳥症候群〟は、危険な自分探し？

近藤　今回のダイアローグのテーマは「異文化との出会い」、そしてそれを通じて自分を知る、ということかと思います。〝本当の自分〟という表現の難しさについてあなたも本文の中で語っていますが、実際〝本当の自分〟という表現は最近よく見かけますが、では「本当の自分じゃない自分」というのが果たしてありうるのかということも含めて、なかなか微妙な表現ですよね。

太田　〝青い鳥症候群〟ではないですけれど、ここではないどこかに、本当の幸せがあるかもしれないといって、鳥を追いかけていったら実は幸せは身近にあったというお話を思い浮かべますね。

誰にでも「本当の自分」とか、「なりたい自分」というのは当然ある。でもその状態に居続けることはできないだろうと思うんです。それはいろいろな外的要因も入り込んでくるし、周囲や環境との関係性もあって、瞬間的には憧れの自分とか、なりたい自分になれるのでしょうけど、それになったからといってそれが「究極的に本当の自分」ではなくて、そうなった時点でまた次に、新たな、その身の置かれた状況の中で、自分がより本当と思う自分というのが必ず次々と出てきてしまう。

ですから「本当の自分になりました、そして私は死ぬまで本当の自分であり続けました」というよりは、常に「本当の自分」を探し続ける以外には「本当の自分」に出会う方法はないんじゃないかな、と思うのです。まあ形容矛盾的な言い方になってしまうのですけど。探し続けることでしか本当の自分に会うことができない、ということだと思うんです。

近藤　それを逆に言うと、本当でない自分の存在に気づくことから本当の自分というものの存在を認識することができるのではないかと思うのです。つまり、「これは本当に自分が求めていた生き方なのか」という疑問から本当の自分が見えてくる。

そういうきっかけは、たとえば大病をするとか、失恋するとか、仕事を失うとか、いろいろあると思うんです。こうしたきっかけを私は〝魂の疼き〟と表現するのですけども、何か自分の存在の奥の方で疼いているものがあって、「ちょっと待てよ。こんな生き方をしていていいの?」とか、「コレは違うんじゃないか?」という思いが、語りかけてきていることに気づく。そう、あのゴーギャンの問いのような形で自問する時があるんです。

その結果「私はこういう生き方をしたいのだ」と、それまでの環境やしがらみの中で抑圧してきた思いや感情、夢や願望、あるいは欲求と言ってよいかもしれないけれど、それらが頭をもたげてね、私たちに問いかけてくるわけです。そこで「本当でない自分」に気づいて、「じゃ、本当の自分ってなんだろう」という模索が始まってくると思うんですね。

太田　同感です。確かに、探し続けることが「本当の自分」に出会うことであるとか、あるいは現実の問題にぶつかった時に、「これが本当の自分の生き方なんだろうか」と魂が疼いて、自問して、そして決然と模索に漕ぎ出す。私も同じようなことを原稿で書いているんですけど、その一方で、もしその〝魂の疼き〟が、現実との不適応だったとすると、逆にある面でこの自分探しへの決意は根無し草的な生き方を促す結果になりかねなくて、常に今そこにいる自分を受け入れられない、現実から逃避することを助長する可能性もあるのかな、という心配もありますよ。

近藤　私の仕事の場で出会う、比較的若い人たちの中で、いわゆる精神世界に傾倒したり、仕事にも就かずに、最近ニートと呼ばれるような生き方をしている人たちがいて、「あ、これはやっぱり自分探しという名のもとに、現実から逃避しているのかな」と思える場面にも多く接していますから、あなたが言われたような危惧は理解できます。

そうならないためには、自分探しをしている自分を見る、もう一人の自分が必要なのかな、と考えています。自分探しをする自分の行動とか生き方を、一つ違った次元から見ている目線も必要だね。

太田　この章の最後で、「本当の自分が見つからないとしても、少なくとも本当の自分探しをしていた自分がそこにいるではないか」というふうに私自身がまとめたのはまさにそういうことで、「本当の自分」を探しさまよってはいるのだけども、それを探していることを、ちゃんと見ている自分はいるよ、ということを言いたかったわけです。

自分を客観的に見られるということは人間はあまり得意でないので、これは正確には客観ではないのでしょうけれども。さらに、この〝傍から見ている自分〟は必ずしも自分自身ではなくて、それが異文化でもあるかもしれない、という含みも持たせてある。

だから異文化を通して自分を知るというのは、おそらくもう一人の自分という異文化を通じて、自分探しをしている自分を見ている目線や鏡ということなのではないでしょうか。

異文化間のディスコミュニケーションはカルチャーショックへの怠慢が原因

近藤　その異文化との出会いの意義を考えたいのですが、次の章（第3章）で取り上げたい沖縄の琉球文化との出会いについて先取りすると、たとえばネーネーズの「黄金《こがね》の花」という歌との出会いから教えられたこと。この歌の歌詞に、「純粋素朴な人よ」と、沖縄の母親が、沖縄を後にした我が子に呼びかけている一節があります。「黄金の花（＝お金）を追い求めてあなたは出て行ったけれども、黄金でない本当の花を咲かせてね。黄金の花はいつか散るよ。純粋素朴な人よ」と。

その「純粋素朴さをなくさないで」という言葉を耳にした時にね、私ははっと気がついて、「あ、そういう人知ってるよ」って叫びたくなったのね。純粋素朴さを失った自分。失いかけている自分に気がついて、もう一人の自分が「かつておまえは純粋素朴じゃなかったか、幼い頃を思い出してみよ」と、歌詞を通じて私に問いかけていることに気がついたのです。

太田 そうすると、この「黄金の花」の歌詞の中で、心配しているお母さんも自分だし、送り出された子どもの方も自分なわけですね。

近藤 そうです。そして異文化に触れるということの面白さと深さを、私は改めて実感したのね。一般的に異文化というと、外国の文化というふうに受け取る人が多いと思いますが、私は異文化というのは、自分と異なる文化に生きる人とか、自分がなじんでいる文化と異なった生き方をしている人とか、そういう人たちのいるコミュニティとか国というふうに考えられると思うのですけど……。

太田 まさに「はじめに異文化ありき」。だから結局、日本にいても日常のすべてが異文化交流なんです。喧嘩だって、いわば異文化同士の戦争の個人版でしょうし、友人同士で上手なコミュニケーションができれば、それは異文化交流の超個人版だと思うんです。

近藤　極端に言えば、私たちが毎日、はじめて出会う人も外国人、異文化の人ということですよね。

太田　適切な表現かどうかわかりませんが、まあ異人。あるいは自分自身が、それぞれ他者や他所における異邦人ですよ（笑）。

近藤　身近な人、日頃顔を合わせている家族や夫婦だってね、ある日突然なにかをきっかけとして異人になることがある。これだって異文化体験だよね。

太田　家族や友達といった関係というものももちろん重要だと思うんですが、私は「同じ文化か否か＝異文化か否か」という基準は、同質性の高低、砕いて言えば、たぶん信用の有無の上に成り立っていると考えるんです。

その信用、まあクレジットですが、これを構成する一番大きな要素が、たとえば同じ国であるとか、同じ姿形とか、あるいは同じ言葉を話すとか、血族であるとか。こういった大小さまざまの信頼要素みたいなものが多ければ多いほど、同質性が高い、つまり同じ文化だというふうに認めるのだと思うんです。逆に、それが少なくなればなるほど、どんどん異人になっていく。

と言っても、兄弟のように高いクレジットを有している相手でも、たとえばある日、友達と付き合っているうちに全然違う考え方を身につけていけば、その分一つ信頼要素を失うわけですよね。

それで今度は、どんどん物理的に離れていくとか、食べるものが変わってくるとか、そうなるほどに、たとえ家族であっても、どんどん異人になっていく。つまり逆に言えば、はかない信用だけでつながっているのが、文化の同質性じゃないかな、とも思うんです。

近藤　あなたが言う信用とは、つまり信じられる、自分を開示しても危害を受けない、脅威を感じないという意味での安心感のようなものだと思うんですよね。そういう安心感というものはどこから来るかというと、「なじんでいる」ということですよ。生まれてからずっとなじんできた相手。同じ言葉を話し、同じものを食べ、同じことをやってきた相手。こうしたなじみの関係が安らぎを生むわけです。そこからクレジットが生まれてくるのだろうね。

カフカの『変身』という小説。主人公のグレゴール・ザムザという青年が、ある日突然大きな虫に変身してしまう。これは非常にショッキングな比喩ですけど、要するにそこで起こったのはディスコミュニケーションですね。家族の交わりの断絶。現代社会でもね、家族の中や親子間で、異質な姿に変身した子どもに驚愕して、そこで信頼関係が崩れていく。つまり「なじみが薄れていく」という状況を、私たちは今たくさん見聞しているよね。

太田　携帯電話もあってパソコンもあってメールもあって、国際化している世の中だと言われていて、外に対してはどんどん異文化との交流ができているのに、なんで日本の国内でこんなに人間関係がうまくいかないのだろうって、思いますよ。本来同質性が高いと思われている部分の中で、すでにその時点で、いかにディスコミュニケーションがあるかというのが、矛盾だし皮肉だなという気がしています。

これはきっと日本全体というような大きな括りではなくて、家族や、学校・学級、職場、そういった、もっと細かい各論に落ちていったところに、ディスコミュニケーションがいくらでもあるっていうことでしょうけれど。

近藤　それは日本という文化の特性がもたらしている現象なのか、あるいは特定の文化を超えた、人間自体が持っている宿命的な性《さが》みたいなものなのか……。ただ私は、日本人あるいは日本の文化には、異質性を排除して、単一文化的なものを志向する傾向が強いように感じています。異質なものに目をつぶる文化。異質なものに対面して、それを受け入れていくという体験を重ねてない人たちが、我々日本の社会に多いと感じられるね。

太田　私は日本だけだとは思わないのですけど、人類全体が、いいことも悪いこともすべて、新しいものに対して「それはどんな意味があるんだろう」とか、「嫌だな」という感情も含めて、「反応すること」に対して怠慢なような気がするんです。別にそれに触れて、腹が立つとか、気に入らない、でもいいと思うんです。けれど新しいことに対して、無関心とか無感情とは違う、なんとなく怠慢なムードが蔓延しているような気がします。

要するに、カルチャーショックが目の前にあるのに、それをショックと思うのが面倒くさい、と。異質性に目をつぶるのと似ていますよね。そういう怠惰が最初にあるものだから、結局時間の経過に従って、異文化とか異質性が元になっている断絶とか乖離がどんどん広く大きくなった時にやっと気がついて、「あ、こんなに溝が深くなっていたんだ」というところではじめて、自分を疎外したり、逆に相手を疎外したりするような行動に出るのではないかなという気がしています。

人間の好き嫌いの判断基準は、案外いい加減な感情から

近藤　カルチャーショックは一般的には好ましくない現象という受け取り方をされるきらいがあるけれど、私はむしろね、ダグラス・ラミスも言っているように、実は異質なものがあるということの中に人間性を目覚めさせられるものがあるのだと思います。周りが皆同じだったらこれは人間の世界でない。ロボットの世界。人間のコピーの世界という感じがするわけです。

私はある大学の異文化間コミュニケーションの特別講義で、「カルチャーショックを受けて成長しよう」と呼びかけました。カルチャーショックという経験をプラスに受け止める思考、あるいはプラス化するノウハウやスキルを身につけることの重要性を、その講義で訴えたかったわけです。異質性と出会って、自分との違いを発見して、カルチャーショックを受けることで、人間的にもパースペクティヴの面でも幅や深みが出てくる。
　金門橋の話でも書いたように、相手の立場に立って、異質な世界に自分の身を置いた時に、また違った世界が見えてくる。はじめは異質性との出会いからショックやある種のフリクションやコンフリクションを感じたりするけれども、実はそれは自分の人間性を揺さぶる、いい意味でのショック体験じゃないかと私は思うんですよ。

太田　今、その話をうかがっていて、「ああ、僕の場合は逆の経験だったな」って思い出しました。私、子どもの頃ブラジルに住んでいましたけど、私はむしろブラジルから日本に帰ってきた時の方がカルチャーショックが大きかったんです。本当だったら、日本で生まれてブラジルに行った時にカルチャーショックを受けるはずなんですけども、四歳ぐらいだったからでしょうか、そういうショックを受けるよりもすぐ順応しちゃったんです。それで逆に、今度日本に帰ってきた時に、まるでブラジル人が日本に初めてやってきた時みたいなカルチャーショックを受けたんですね。

近藤　ブラジルは特に複合人種社会でしょう。だから他民族である日本人を受け入れる風土があると思うんです。日本はどちらかというと、たとえば帰国子女を受け入れる学校そのものもね、まず教師からして、あるいは生徒からして、変な日本語を話したり、あるいは英語を話している人は異質な存在だからといって、排除しようとする。あるいは軽蔑する。

太田　もしくは崇め持ち上げる。つまり特別扱いする。どちらかですよね。

近藤　そこで一緒にミックスして、お互いが持っている特性を学び合って、そしてそこから知恵を得ようとするような思考習慣が日本の社会にはなかったから、あなたがやっぱり日本に戻ってきた時に、同じ日本人でありながら、日本の文化に適応することが難しかったのでしょうね。

太田　まずビックリしたことは、クラス全員が皆日本人なんですよ。ブラジルの学校にいた時には、肌の黒い人も白い人もいる。どっちでもない人もいる。皆肌の色が違うわけです。日本に帰ってきたら、少なくとも皆日本の苗字で、皆日本人なわけですよ。だからそのことの方がむしろ驚きでした。「こんなに皆揃っていていいのか」って（笑）。

一方では、アメリカに旅行した時、観光ではじめてニューヨークに来ていた若いアメリカ人に出会いました。目的の場所を、ガイドブックを見ながら探していまして。地図を見ながらどうしようかって迷っていて、その近くには私と、白人の老夫婦がいたんですね。そしたらその若者が、道を聞くのに、その老夫婦の方に行ったんです。そしたら、その老夫婦はアメリカ人でない観光客で、英語がまったくしゃべれなくて、それでもう困って、「わからない」って身振りでやってるんですよ。それでもその若者は私の方には聞きに来ない。でも私はそのやりとりを聞いていて何もかもわかっているし、たぶん道を聞かれれば、少なくともその老夫婦よりは助けになったと思うんです。でも彼はこっちには絶対来なかった。

その時に、はっとしました。ぱっと見て、似ているとか、同じのようだ、ということの力と怖さみたいなものを、ね。そして、ああ、これが、日本人が国際社会でなかなか国際人になれない本当の理由かもしれないな、と思いました。こういう言い方は、差別的と言われるかもしれませんけど、そういう意味ではないです。ただ、顔が白人ではない、という壁は、建前は別として本質的にはまだまだ白人中心のグローバリズムの中ではハンデだな、と。逆に、英語を話したりすると、「おまえ、日本人なのに英語話すのか」って逆オリエンタリズムで評価されたりもしますけど。

近藤　確かに、同じ肌の色をした人と会えば、そこに共通なものがあるだろう、という先入観が生まれ、行動に移してしまうということはありますね。それは突き詰めていくとその人の持っているステレオタイプ、文化の理解の仕方なのでしょうね。あるいはそれは、案外その人の人生の中での、特に成育時の中で身につけてきた、外国や異文化に対する、一つの偏見から出てきている行動や考え方だろうね。

太田　だからあのニューヨークの旅行者が、その老夫婦のところに行った時に、普通だったらどう感じるのかわかりませんけども、少なくとも私はカチンと来たんですよ。それは、私が日本人であるということに対する特別な思いとかからではなく、おそらくそれはブラジルに住んでいたことが大きいと思うのです。要するにブラジル人って、白人もいるけど英語全然しゃべれない人もいる。もちろん、母国語はポルトガル語ですから当たり前ですけど、白人＝英語ではないわけです。あるいは日系人も、顔は日本人で我々と同じだけどまったく日本語がしゃべれない人もたくさんいて、顔と文化、顔と言葉が必ずしもイコールじゃないわけですよね。すごくいい勉強になった。体が覚えたんです。

中学生や高校生になった時は、「なんで僕は英語圏の帰国子女じゃなかったんだろう」って、思いましたよ。日本の日常でポルトガル語を使うことも、求められることも皆無ですから、せっかく覚えたポルトガル語も忘れてしまう。おまけに、「帰国子女ですか」と聞かれて、「帰国子女です」と答え、「アメリカですか、イギリスですか」と聞かれて、「いや違います、ブラジルです」と言うと、なーんだと言われるわけですよ。受験にも役立たないね、使えないねと言われる（笑）。

でも、あのブラジルでの異文化体験が、ある意味ですごくグローバルな感覚を養ってくれました。外見と言葉や文化というのは、必ずしも一致しないということを小さい頃から知っていたので、逆にあの若者が英語のわからない白人に道をたずねた時にカチンと来たというわけです。

近藤　私ね、オーストラリアのメルボルンでオーストラリア人と日本人を半々ずつ選んで、二十人くらいで異文化間コミュニケーションのワークショップをやったことがあるんです。それで、四、五人のグループに分かれてディスカッションをする時に、一つの体験学習として〝相手を選ぶ〟という作業をしたんです。

見ていて面白かったのは、やっぱり白人の人は白人を選びたがるとかね、あるわけですよ。後で、「なぜあなたはこの人を選んでグループを作ったのか」と聞くと、面白いことがわかった。「あの人は英語を話せそうだ」とか「あの人の顔はなんだかオープンそうで話しやすい」「あの女性は魅力的だから」とかね、まったく個人の好みとか偏見で相手を選んでいることがわかったんですよ。実はこれは、「外国人とある一つの目的のために行動する場合に、何を基準にして相手を選ぶか」を知ることが狙いだったわけで、その後でさらに個々にいろんな項目のチェックをして分析すると、なんと偏見が圧倒的に多かったんです。

太田　意外と考えてないんですね、人間って。

近藤　そう（笑）。でも、これはどんな場面でも起こるんですよ。たとえば今度我々はまた研修でルルドへ行くでしょう。その場合にも、仮に十人なら十人行くとしますよね。その中で、誰と話をしようかなとかね、あの人とは部屋組みたくないなとかね、そういう感情は瞬間的にはありえますよ。

太田　それもカルチャーショックですね。異文化、まあ同じ日本人だけど異人との出会いですからね。

そしたらやっぱり、「近くに座りたい」とか、「組むんだったらこの人にしたい」というのは、やっぱり偏見や第一印象で決まるんですね。

近藤　結局偏見というのは、自分のそれまでの体験の中から生み出され、作り上げられたものの見方。過去にこういう顔の人とうまく行かなかったとか、ふられた女性に似ているからやめとこうとか、きっかけはいくらでもあるんです。

他者を通じて自分を知るカギは〝チムグクル〟にあり

近藤　人間は、そういう単純だけれども、実は根の深い、自分で気がついていない動機で、人とのふれあいとか、付き合い方を決めているのではないかなと思います。

太田　この章の中で、私も記憶のことについて書いていますけど、結局国際問題とか、民族紛争、宗教問題にしても、当然それらにはさまざまな要素が複雑に絡んでいますけど、その根にあるのは実はもっと感情の部分にある何かで、それを巧みに政治性に置き換えたうえで、大人が大真面目な顔してやり合っているだけなのではないかと思うことがあります。第一印象や偏見のような、原始的な感覚に衝《つ》き動かされているのではないか、と。

近藤　それはそうだと思います。原始的な感情が、我々の行動をかなり左右している。それに気がついていないだけです。

太田　たとえば、身内が結婚したとか、怪我したとか、良いことでも悪いことでもどちらでもそうなのですが、突発的なことに出会う、それも今まで経験したことのない一種の異文化に直面した時に感じることって原始的ですよね。驚いたり、慌てたり、それはもう人生経験が豊かな人でもはじめて経験することを前にしては、皆裸になってしまう。感覚をさらけ出すようなことにならざるを得ない。

近藤　それがまさに異文化体験であり、そういう体験を通して「本当の自分」に出会うのです。偏見や原始的な感覚が、自分の心や思考の根底にあったと気づくとか、そういうことに純粋な喜びを感じる、あるいは悲しみを感じる。そういう自分に気がつく。それがある意味では、「本当の自分」、「真実の自分」と対面させられるきっかけになるのではないかと思うのです。

そして、さまざまな体験や「本当の自分」との出会いを大事にしたいと思うならば、やはり相応のコミュニケーションを心がけなければなりませんね。今ここで起ころうとしている出来事に対して、自分はどのように対面するか、というところからコミュニケーションや信頼関係が生まれてくるのではないかな。

太田　未知なることに遭遇する時には、大なり小なり、自分に修正を加えなければいけない。そうでなければ、異文化を受け入れることも、それと対峙することすらできないです。自分のフレームに修正を加えるということが、新たな自分を創り出すことであり、その中できっと「本当の自分」、ないしは「より本当の自分」に気づくきっかけが見つかるのでしょうね。

近藤　そういう時に、まさにコミュニケーションが生じます。私たちは、コミュニケーションという言葉を当たり前のように使っていますが、その言葉の意味は、ラテン語で、一つのことを共有する、ということ。語源はコモンのコム、ユニットのユニ、ですから。お互いが考えていること、感じていること、伝えようとしていること、そのメッセージを分かち合うことが、コミュニケーションということです。

自分になじみのあるフレームにこだわらず、相手のフレームを理解しようとする。易しい言葉で言えば、相手の頭で考え、相手のハートで感じて、相手の目で見て、相手の耳で聞く、ということだと思います。それを我々カウンセリングの世界では共感といいますね。

太田　相手の身になる、相手に寄り添う、それが一番難しいのですけどね。

近藤　私は沖縄の琉球文化との出会いの中で、大変深みのある体験をしたのですが、それはまた別の章で詳しく触れることにして、ここでは共感という点についてのみ述べると、沖縄にはチムグクル（肝が痛む）という言い方、感じ方、理解の仕方があるのです。

私は共感を三つのレベルに分けて考えているのですが、一つが知的理解。つまり自分たちと異なる世界や考え方があるのだという、知的なレベルでの共感。それから感覚的理解。これは、相手の世界をなんとなく感じ取れる、という共感。これは〝自分の過去の体験に照らして、わかるような気がする〟という感じ方かなと思うのね。それともう一つは、心情的理解。これは、〝相手と同じように感じている、相手の痛みや悲しみや喜びを同じように感じる〟という世界。これこそが、沖縄でいうチムグクルだと思うのですけども、「相手の感情とは違う、違うけれども、同じように感じている」というニュアンスが根底にあるのです。このニュアンスが非常に難しいのですが。

太田　チムグクルの境地に到ることが重要であり理想ですけど、難しいですね。そうならなかったら、先生の言う「ミックスはしてもブレンドはするな」、のブレンドになってしまう。

近藤　そう、同化して客観性を失ってしまいます。我々のような援助的職業に携わる人々は、避けなければならない態度です。一つの落とし穴だと思います。

ところが、そこで距離を引きすぎて、単なる知的レベルでの共感にとどまっていると、私がよく言う〝魂と魂のふれあい〟が起こらないのではないかという思いも、長年の経験の中で実感としてあります。

太田　カウンセラーとクライアントのそりが合わない、というのはきっとそういうことでしょうね。〝魂と魂のふれあい〟がない。どちらが悪いのではないのですけど、やっぱりウマが合わない関係というのは、おそらく頭では共感しているけれど、心で寄り添っていない、ということが知らずと出てしまうからなのでしょうね。だから、気が合わない、というのはまさに〝気〟

が合わないんです。頭は合っても気が合わない、さらにそれに本人たちが気づいていない。

近藤　私はアメリカで、長いことメンタルヘルスの仕事をしていましたが、クライアントは日本から来られた方が圧倒的に多かったのですが、その中でも、アメリカの文化に適応しながら非常に上手に異文化体験をして仕事をしたり、勉強したりしている人たちがいる。その反面、上手に適応できずに、さまざまなメンタル面での問題を抱えた人たちがいました。

チムグクルのような共感が可能であるか否かというのは、個人の文化的環境や生育歴、性格などによってかなり異なってくるような気がしました。

あとはね、カルチャーショックが大きくて適応できない人と、カルチャーショックを全然受けないいんだけども、逆に相手にカルチャーショックを与えてしまう人がいました（笑）。それは唯我独尊で、自分なりの生き方に固執している人たちなんですけど、だからこそこの人は、逆にカルチャーショックを与えている人なんです。

太田　異文化に飛び込んでカルチャーショックを与えている人、というのは意外と思いつかない視点ですが、確かに相手の文化にこちらの文化を持ち込むわけですからね。

近藤　そういう人は、なかなか私の元にはカウンセリングには来ないんですけども（笑）。問題は大きなカルチャーショックに耐えられなかった人たちで、この中には自殺した人やうつ病を患った人もいました。彼らは異質性に適応できなくて、それを抑圧しているために、ものすごいストレスになってしまっていたのです。
人間は、自分にとって脅威となるものに対して、二つのスタンスから自己防衛をしますね。それはフライトかファイト。フライトは、恐れ、逃げ、無視するというスタンス。ファイトは脅威になる対象を取り除こうと攻撃する仕方。基本的には大きくこの二つのパターンがありますが、結局フライトつまり逃げたり無視してしまうと、自分の中にある脅威感を抑圧してしまうのです。でも実際は、その脅威そのものはなくならない。それが、後でさまざまな場面で心身を侵していくのです。

フリクションを恐れないことが、普遍的な文化相対主義への道

太田　デリケートな話ですが、たとえば差別の問題が語られる時に、「差別はない／存在していない」という希望的な前提で語られる立場があります。でもこれはやっぱり無理なんです。違いがあるということを認めて、なおかつ差別も存在しているけれども、それをどうするか、というのが重要であるべきで、無視をする、ないものとする、違いもないし、差別もないというふうに、徹底的に「ない、ない」で行こうというのは、本質を隠蔽《いんぺい》していることで、水面下ではものすごいマグマがたまるわけですよ。それがどう爆発するのか、というのはすでに歴史は経験済みですけど、これは人間でも同じで、カルチャーショックはない、相違や異質性など存在しない、とすることによって違いやそれから生じる感覚、ショックを抑圧すると、うつや自殺、反社会的な行動として爆発するのでしょう。

近藤　メアリー・パーカー・フォレットも、同じようなことを言っているように、フリクションはディファレンス、つまり相違から生じてくることであって、良くもなければ悪くもない。あって当たり前。利害があり、考え方の違う二人の人がいたら、フリクションが起きないのが不思議で、それを単なるディファレンスとして受け止めるか、それはあってはならないことだと受け止めるか、あるいはさらにそれを争いの種と受け止めるか、という違いがあるだけなのですね。

その点たとえば、多民族社会においてはね、違いと常に対面しているわけですから、それを創造的に活かそうとする習性を本質的に持っているのかな、と思うんです。ところが日本は、ディファレンスに対する対応能力を身につけていない文化かなと感じる場面が多いです。そして〝違いは争いのもとになる〟というスタンスを基本的に持っているのではないかと、フォレットも言っていますね。だから、ディファレンスは争いのもとではなく、違いを理解するために違いを指摘しているんだ、と説いているわけです。

太田　それは単にフリクションの状態なのですね。

近藤　そう、フリクション。理解し合えなければ、妥協もインテグレーションも起こりえないではないかと、さらにフォレットは言っています。それを、「違いの中で議論するのは争いだから、あえて口にせず、仲良くやっていきましょう」というのが日本の文化の特徴だとすれば、これはもう、同じ土俵の上にお互いが立たないと、対話のきっかけすら生まれてこないのです。

太田　一方では西洋的な価値観が行き詰まりを見せていて、これからは東洋的価値観が求められるといわれてずいぶんと経ちますけども、日本人も中国人も、それから西洋的な価値観を信じている人も、誰もが認めている東洋的な美徳とか価値を突き詰めていくと、結局「和」に行き着く。

「和」というのは、よく言えば、仲のよさ。信用で成り立っている同質性の中で、互いに争わずうまくやっていくこと。悪い面から見れば、逆に同質性が低いものは排除するし、本当だったら摩擦を起こして、カルチャーショックを体験し合いながら、新しい発見をしなければいけないところも、まあまあ、と言ってないものにしてしまうところがある。

日本も含めた東洋的な価値観に目を向けると、どうしても〝同じ土俵〟という問題、違いではなくて「同じであるということ」というエッセンスに帰結せざるを得ない気もします。これを限界でなく、可能性に転じたいところですが。

近藤　加藤周一は、文化に対する把握の仕方を三つに分けています。普遍原理型／文化相対主義型は、外国・日本を問わず、現実の国家を理想としないで、現実と理想を区別する態度。そしてその中で、理想的・普遍的な第三の文化を作ることが人間の生き延びていく課題ではないかとする考え方。次に外国一辺倒型。日本や自文化の遅れを強調して、特定の外国の文化を理想化する態度で、これは不健全です。もう一つの国家主義型は、逆に外国の遅れを強調して、自文化を理想化するタイプで、これも健全ではないですね。

後者二つには、争いの必然性があります。そうするとやはり、普遍原理型／文化相対主義型で、第三の文化を作っていくしかない。この態度は、個の人間関係の中でも等しく重要だと思うんです。たとえば、結婚というのも異文化との出会いで、常にカルチャーショックの繰り返しだと思うけども、そこで、自分の文化でも相手の文化でもなしに、〝自分の文化も相手の文化も統合し合って、私たちの文化を築いていく〟ということができれば、案外円満に過ごせるのではないでしょうか。

太田　それでも、仮に〝私たちの文化〟になった暁にも、夫の文化が強い〝私たちの文化〟と、妻の文化が強い〝私たちの文化〟とで、その配分をめぐっては、これまた別の課題なのではないでしょうか。他の異文化交流でも、〝何色が濃いか〟が必ず問題の火種になりますから。

近藤　同じイスラム教の中でも、セクト同士ですら、相手を殺戮するくらいに極端なフリクションの中で争っている。キリスト教だってそう。

でも、〝あれかこれか〟ではなくて、〝あれもこれも〟、そして〝私たちの〟という文化や精神性を生み出せていくと、あなたが言われた「我々の仲間だ」という意識を構成するクレジット、つまり信用や安らぎが培われていくのだろうね。

太田　今だったら、そういうチャンスはいくらでもあります。インターネットもあるし、携帯電話もあるし。情報通信技術の使い方は本来、ディスコミュニケーションするためのコミュニケーションツールではないはずで、せっかくそうした時間や空間、物理的な制約を越えてコミュニケートできるツールがあるのだから、創造的な目的に使うべきじゃないかな、と思います。あらゆる科学も技術も、共感し、共有できる〝私たちの文化〟を創るために生まれ、発展するべきはずだと強く思います。

第3章 ―― 人間本来の「時間」

スローライフへの憧憬——魂の原郷を求めて

近藤　裕

癒しをもたらす生命場

目まぐるしい都会生活に疲れて、いつごろか私の心は〝癒しの場〟を求めてさまよいはじめていた。人と情報の洪水の流れからはじき出されないように足早に歩く生き方にひどく疲れていたのだ。

仕事で出かける旅先では、いつのまにか〝癒し〟のエネルギーを感じる場がないかと探し求めていた。

その挙句に辿り着いたのが、沖縄だった。仕事で沖縄に足を運ぶたびごとに、心身の癒しを感じた。碧い海を桟上から見下ろす私の躰は熱くなった。血が沸いた。〝やんばる〟の深い緑の森に私の心は安らいだ。皓々《こうこう》ときらめく満点の星に私の魂は躍った。

こういった沖縄の見事に美しい自然、豊かな健康食、そして沖縄という地に生きつづけてきた琉球文化に、私は癒しのエネルギーを感じたのだ。

ここで論を進める前に、「癒し」という概念を、私はどうとらえているかを述べよう。「癒し」という言葉は、現代の時代的徴候を表現するキーワードとなっている。この言葉には、身体の病の治療だけではなく、「人間を丸ごと健やかにする」という含みがある。一九八〇年代の後半から、わが国においては普及しはじめた概念である。

かねてから私は人間をホリスティック（総合的存在）にとらえる健康観を主張してきた。その一つの試みとして『全人的健康とは』（春秋社、一九八四年）において、「ホリスティックとは、心と身体と環境を統一的に、全体的に見るという意味であり、ホリスティック・メデイスンとは、人間を心と身体と環境の統一的存在として考える、人間観に基づいた医学、医療を意味する」と定義した。

そもそも、英語の「健康」――healthという言葉は、言語学的にも総合的な意味を持った言葉である。healthはギリシャ語のholosを語源とし、whole（全体、完全）、heal（癒す）、holy（神聖）などと同根である。このように「癒し」は、部分的に、個別的に生ずるものではなく、「総合的に生ずるもの」という考え方に基づいた概念なのである。

つまり、「癒し」は、単なる「治療、治癒」ではない。この両者は重なり合う部分はあるが、同義ではない。障害のある部分や機能の回復が「治療・治癒」であり、存在の全体に関わるものが「癒し」である、と区別される。身体・心の機能が正常に回復することではなく、個人の存在の在り方の健やかさをもたらすものが「癒し」なのである。つまり、全人としての健康、全体的に統合された（身体、心、精神、社会性の統合）状態を志向するものであると言えよう。

こういう「癒し」は、どのようにして生ずるのだろうか。「人間は…（中略）…人と人、人と宇宙、心と身体のネットワークであり、それらは互いに重なり合いながら存在している。その三つのネットワークがうまく創造された時に人は癒されるのではないか。そして、社会も癒されるのではないか」と、文化人類学者の上田紀行は述べている。

「癒し」をこのように考えると、「癒し」をもたらす営みは、現代に始まったことではない。人類の始まりにおいても存在していたものであると、推測できる。また、宗教の発生と共に「癒し」が存在していたこと、「癒し」が宗教の重要な要素の一つであったことも明らかである。どの宗教にも、「癒し」が内在するのではないだろうか。宗教集団のネットワークの中で、また、信奉者の集団のつながりの中で、「心と身体」、「人と人」、「人と宇宙」との連帯を回復するという現象が生ずる可能性がある。

その「癒し」をもたらす媒体も多様である。教団の教祖として崇められるリーダーへの信奉、生き方の智慧を説いた教典に寄せる信頼、祈祷による癒しへの期待、信仰行事が生み出すエネルギーなどと、それぞれの宗教や信仰集団固有の媒体がある。

このように、古来、宗教によって「癒し」が重視され、身体的疾病の治癒も含めて「癒し」が生ずるという現象が見られるのは、宗教が人間の存在そのものや、生き方に関与するものであるという事実が、癒しをもたらす大きな要因となっているのではないだろうか。

こうした「つながり」（全体性の回復）をもたらすものとしての「癒し」は、昔も今も、どの文化にも見られるが、「つながり」をもたらす営みが顕著な社会と自然環境が豊かな地域や文化において、特に「癒し」をもたらす可能性が高まると考えられる。

そのような観点から、私は、沖縄の宗教的要素が濃い文化に興味を抱いたのだ。

こういった、「癒し」と宗教との関連性は、「宗教」――religion という英語の語源においても示唆されている。前にも触れたが、英語の religion という言葉の語源であるラテン語の religare は「再び結ぶ」という意味であり、調和を欠き、分裂した状態を再び統合し、回復する働きをすることが宗教の本質であるということを示唆している。

その統合や調和は、「人と人の調和」、「心と身体の統合」、「人と宇宙（自然）との統合」といった形で現れるものなのだと考える。

ところが、世の中に存在する多くの宗教の実態は、これまで見てきたような宗教の本質からほど遠い状況を呈しているのではないだろうか。「人と人の統合」、「心と身体の統合」、「人と自然との統合」を欠くだけでなく、むしろ分裂をもたらしている現象が多く見られるのだ。

どんな宗教であれ、この「心と身体」「人と人」「人と自然」の調和、統合をもたらすような営みがなされている形態や状況に、より高度な、しかも継続的な「癒し」が生ずるのではないかと考えられるのだ。

これまで見てきたような「癒し」の要素が沖縄に多く存在することを、私はさまざまな体験を通して知った。その沖縄の話に戻ろう。

沖縄には「ユタ」という霊能者が多く存在する。「ユタ」とは、神がかりなどの状態で霊と接触し、託宣、占い、病の癒しをおこなう霊能者を意味する。ほとんどが女性であり、祖先崇拝の念の強い沖縄では、この「ユタ」を信頼する人は少なくない。

この「ユタ」に加えて、沖縄には「うたき」という信仰行事が盛んである。各地域には、村の創始神や祖先神（氏神）などを祀った「御嶽《うたき》」がある。社はなく、神々や霊が宿るという場所（木々が茂るところ）に香炉が置かれている御嶽に、家族の無病息災や一族郎党の繁栄を願いに参じるという習慣が根強く伝承されている。この神々や祖先の霊と祈祷を通して交流し、託宣を告げる「ユタ」の言葉を信じ、日常の生活の指針とする人が沖縄には少なくない。そのことの結果として、なんらかの「癒し」の現象が生じるということが見られる。

だが、その「癒し」の質（深さ、継続性）は、その「癒し」の媒体者の能力、特質、さらに、「癒し」を求める個人の状況、「癒し」を可能にする社会的、自然の環境によって異なった結果をもたらすと考えてよいのではないだろうか。このことは、沖縄の「ユタ」に限ったことではない。どの宗教や、宗派のリーダー、「聖職者」に関しても言えることとなのだ。

全人的癒し――ホリスティック人間への道

人間の病はさまざまな形で現れる。身体的、精神的疾患はもちろん、社会性の病（たとえば、家族関係の病理など）となって現れることもある。

人間の身体の疾病の原因は、臓器の故障ととらえるのが西洋医学である。その人体の故障部分を修理し、その機能を修復するとか、移植などにより壊れた部分を取り替える。まさに、機械工学的な発想による治療である。

一方、病気は体内の「生命場」の乱れが原因ととらえるのが中国医学である。一定の秩序を保っていた「場」が、なんらかの原因で乱れると元の秩序に戻ろうとする恒常性機能が働く。その乱れが大きいと、自分の力では元に戻れなくなる。その状態が病気である。中国医学は、この「生命場」に宿る回復力を引き出すことに集中する。いわゆる自然治癒力を促進し、活性化をはかる。

このように、西洋医学は臓器を治療の対象とするが、中国医学では臓器と臓器の関係、そこに存在する「場」の働きを治療の対象としている。

人体の空間には臓器を内包した「場」が存在する。その「場」の中に生命の本質がある。空間は何も存在しない場ではない。目には見えないさまざまな物理量が存在し、生命場を構成している。物理学でいう物理量とは電気、磁気、万有引力、素粒子だが、人間の生命場は複雑で、〝気〟という微小粒子によって形成されている〝場〟とみなすことができる。

この〝気場〟は、いまだ科学的には十分には解明されていないが、やがて、解明される時代が来るであろうと、ホリスティック医療の先駆者である医師の帯津良一氏（帯津三敬病院名誉院長・日本ホリスティック医学協会会長）は説いている（『あなたを健康に導く「生命場」の法則』東洋経済新報社）。

さらに、この私たち一人ひとりの「生命場」は、周囲に存在する場や地球や宇宙の場、虚空の場ともつながっている、と述べている。

要するに、大自然と調和した生き方が、人間の健康（全人的）の基盤になる。つまり、人体に宿る自然治癒力を含めた生命の根元に働きかけることが、健康を回復し、また、「癒し」をもたらすと考えられるのである。

こういった、「生命場」において「癒し」が生ずるという「癒し」の概念は、人間の社会性の「癒し」、回復をもたらすことによって個人の全人的健康に寄与することにもなるのであろう。

これまで述べてきたような「癒し」に寄与するもろもろの要素が、潜在的に存在するところ。これが沖縄であると、私には感じ取れるのだ。そういう意味では、沖縄は〝気〟のエネルギーが豊かに感じられるところなのである。といっても、場所、コミュニティによっては、この〝気〟のエネルギー、「癒し」のエネルギーが溢れているところと、逆に妨げられているところがあるように思う。また、先にも述べたように、「ユタ」の働きや、御嶽参りの作用がマイナスに働き、個人の健康（特に、精神的健康）を阻害する結果を招くこともあり得ると思われる。

生命のエネルギーが豊かに溢れる場は、その対応の仕方によっては、その効果は正にも負にもなり、大きな影響を与えることになると考えて間違いないだろう。

要するに、「癒し」の要素が弱く、健康を阻害する要素が強い社会環境や自然環境においては、人は病み、逆に、「癒し」の要素が強く、健康を促進する要素が豊かな社会環境や自然環境においては、人は「癒し」を体験する可能性が高まると考えられるのだ。

この沖縄と私との関わりの話に戻ろう。

私は、ゆっくりと時が流れる場、「癒し」のエネルギーを豊かに感じ取れる場を求めていた。

沖縄はいうまでもなく島国である。

琉球諸島は、沖縄本島と周辺の百十七の島々によってなる沖縄諸島、宮古島を中心とした十二の島々からなる宮古諸島、石垣島と周辺の三十二の島々を抱える八重山諸島からなる。そのうち、人が住んでいる島は四十五島。

しかも南北四〇〇キロ、東西一〇〇〇キロの海域にまたがっている。形も大きさも違うこれらの島々は「百の顔」を持っている。まさに、いくつもの個性が集積された国。それが島国の沖縄である。沖縄には、さまざまな文化が混在し、共生している。まさに「チャンプルー」文化である。

だが、その複合した文化に、一つの共通した文化的要素があるように思える。もっとも際立っているのが、これまで述べてきたような「癒し」の文化である。沖縄の社会や自然の横糸が、この「癒し」という、ひときわ輝いている縦糸を中心に織り上がった布地の肌ざわりが、実に心地よく私を包んでくれる。

こうして、沖縄という日本の最南端の島々に営々と生きつづけてきた琉球文化の森を散策して十年。その間の目に映り、肌で感じ、心に沁み入る体験の一つひとつが、私の心に深く刻まれている。時には驚愕し、戸惑い、時には胸がときめくような体験の連続であった。

この十年はまさに、ゆるやかに流れた歳月であった。と同時に、夜空を走る流れ星のように一瞬の間に流れた時であったようにも思える。いずれにせよ、深みのある、そして静寂な時の流れ。特に、速く、そして浅く時が流れる現代に生きる社会にあって、深く、ゆっくりと流れる時を味わうという贅沢な時の流れを、私は満喫した。

私は、富や物の贅沢さよりも、時間の贅沢さをこの琉球文化に求めてやってきた。その贅沢な時のゆるやかな流れの旅であったからこそ、自分を振り返り、内なる声に耳を傾け、人間らしく、しかも自分らしく生きる途を探る作業を重ねることが許されたのだと思う。

魂の原郷に導く沖縄のスローライフ

ところで、奥深い森の中へ踏み入った人なら誰でも気がつくことだが、森が深ければ深いほど、樹木の上から差し込む光の強烈さに目を見張る。高く、広く、幾重にも重なり合った樹の枝や濃く茂る葉の間から、木漏れ日の光が時には鋭く差し込んでくる。と同時に、その光が周りに幾重もの影を生む。

その光と影のコントラストが鮮やかに目に映じる。光が強烈であればあるほど、その光が生む影も濃くなり、その明暗のコントラストが鮮やかになる。

この、光と影の両面を豊かにたくわえた琉球文化の森、そのコントラストが鮮やかな映像となって私の心のスクリーンに描かれたように思う。

まず私は、琉球文化の森が発する光に照らし出された〝私〟の姿を見つめることを強いられた。しかも、見るのを拒みたくなるような私の影の部分も、いやおうなしに見つめることになったのだ。そして、癒されもした。長く抱え込んでいた心の傷が少しずつ癒されていった。まさに、琉球文化の森は私にとっては癒しの文化であり、癒しの森であった。

私のこの地での十年間は、琉球文化の森の先人たちが踏み固めた途をたどりながら、「本当の自分」、忘れていた「もう一人の自分」との出会いの旅だった。それは、私の魂の原郷を探し求める旅でもあったのだ。

琉球文化は、私の心の奥に隠されていた魂の原郷への郷愁を甦らせてくれた。と同時にそこに導く道標を示してくれたと思う。

私の心が叫び求めている自分の声に心の耳を傾け、人間らしく、自分らしく生きることをよしとする心のスペース。そして、お互いに人間性を回復するために、支え合い、共に生きることをよしとする心のスペース。そういう生き方に、体も、心も、魂も喜ぶ心のスペース。私の魂の原郷とはそんな心のスペースなのだ。

〝うりずん〟（沖縄の方言で、地が潤い、自然界がみずみずしく生気をみなぎらす季節の意。天の恵みが〝降り住む〟という意味もあるという）と名づけた我が家の癒しの間にはカトリックの聖フランチェスコによると伝えられている「平和の祈り」の言葉が額におさまって掛けてある。

雪見障子越しに、緑の庭の先に広がる海が視界に入る。その窓の上に掛けられた「平和の祈り」の言葉を反芻《はんすう》し、しばし自分を振り返る瞑想の時を過ごす。静かな自己統合のひとときだ。

「主よ、わたしを平和の使いにしてください。憎しみあるところに愛を……」と始まるこの祈りは、

「……理解されるよりも、理解することを、愛されることよりも、愛することを求めさせてください」という言葉で終わっている。重く、深い祈りの言葉だ。

人は、誰しも他人《ひと》から理解されたいと望んでいるだろう。愛されることも望むだろう。他人を理解しようとする前に、まずその相手から理解されたいと望み、他人を愛することより、まず自分が愛されることを望む。これが偽らざる人間の真実の姿だと思う。

でも、この祈りは、まず相手を理解し、愛せよと説く。それは、人間の自分中心的な姿を否定した理想的な生き方を説いているのだろうか。そうだとは私には思えない。すべての人間の真実な姿を理解し、受容したうえで、あえて他者を理解し、愛することの大切さを説いているのではないか、と私は解した。

さらに思う。他人を理解するためには、まず自分を理解し、真実の自分の姿を（それがどんなに醜い姿であっても）あるがまま見つめ、受け入れることが必要だと思う。その自己理解なくして他人を理解することも、他人を愛することもできないのだと思う。

この癒しの間での瞑想によって、何人もの人が心の傷の癒しを体験し、本当の自分と対面し、自分らしく、人間らしい人生を歩む決意を固めて帰っていかれた。

今、多くの人が沖縄を訪れる。かの地でのさまざまな体験を通し、琉球の癒しの文化に触れ、心や体が癒され、新しい人生を歩み始める勇気を得る人が少なくない。また、なかには琉球文化に魅せられて私のように移住する人もいる。

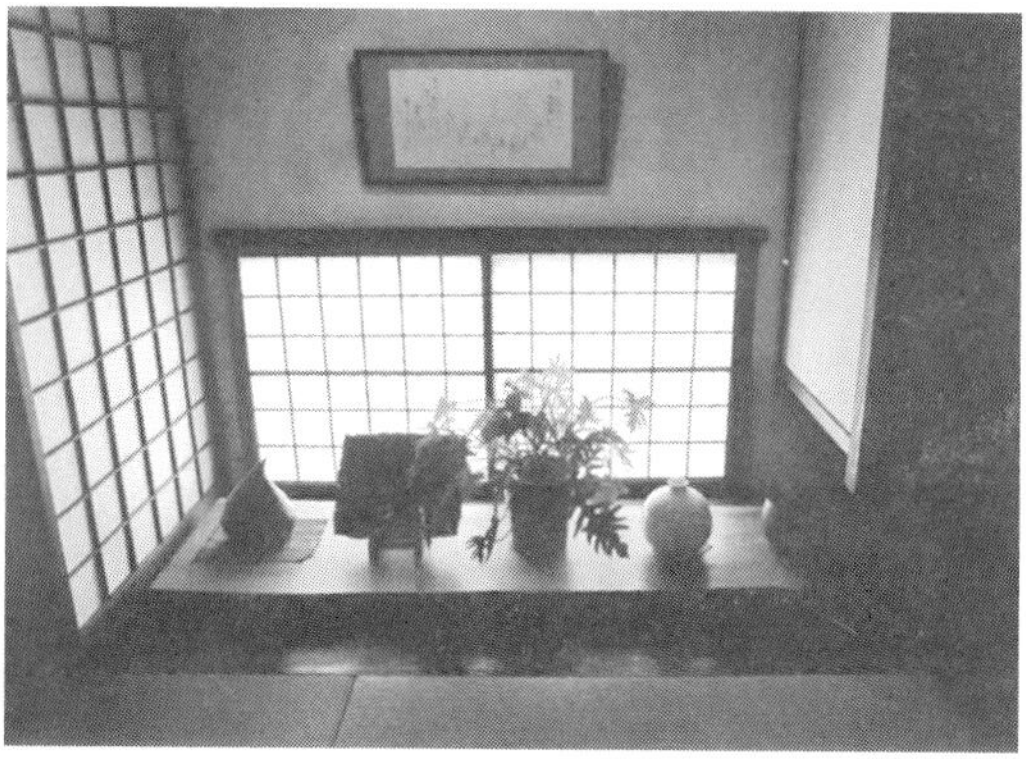
「うりずんの家」の癒しの間

移住して五年経った頃、私はヤマトの人間の沖縄暮らしの振り返りをまとめたものを書き下ろした（『ゆっくりした人生がいい』毎日新聞社）。琉球文化の深い森での私の癒しの体験記だ。その中で、琉球文化の特徴を五つにまとめた。（一）許し合って生きる文化、（二）楽しく生きる文化、（三）支え合って生きる文化、（四）共生の文化、（五）自然と共に生きる文化。

詳しいことは同書にゆずるが、琉球文化の最大の特徴は、沖縄の人たちのスローな生き方なのだ。とにかくすべてがスローなのだ。人が集まるのも。食べ方も。仕事も。生き方そのものがスローなのだ。

日頃、スローな生き方に縁遠い人は、はじめは戸惑う。カルチャーショックも受ける。やがて、それが沖縄の人たちの健康長寿の大きな要因であることを知る。比較的短気な性格の私には最大の〝命薬〟であった。

ヤマト病と、沖縄病と、琉球病症候群

「沖縄病」という言葉をよく耳にする。これは、沖縄が好きで、病のようにとりつかれることを意味する言葉で、もちろん病理学用語ではない。一九六〇年頃から使われるようになったと聞く。今は、『沖縄語の入門』（白水社）という辞典にも記載されている。

「沖縄病――戦後に発見された風土病で、もっぱら沖縄以外の（特にヤマトの）人間に感染します。潜伏期間は人によってまちまち。

初期症状では沖縄のポップス、民謡や沖縄料理を愛好する程度ですが、病が進行すると、高い旅費などものともせずに、年に何度も沖縄に通いつめたり、三線《さんしん》を習ったりしはじめ、末期には沖縄に移住してしまうこともあります。

沖縄の自然や文化、人々との交流によって感染することは確認されていますが、はっき

りした原因は不明。治療および予防の方法がまだ見つかっていないので、注意が必要です」

この定義によると、私などは完全に「沖縄病」を患ったのだ。しかも、かなりの重症。この解説によると、沖縄病の原因は不明であるというが、私にはその原因が明らかだ。つまり、ヤマトの人が沖縄にしげく足を運ぶのは「ヤマト病」を患っていて、その病の癒しを求めて沖縄にいくたびも足を運び、果ては、長期療養のため、健康な長寿を生きるために移住したりするのだと思う。

私が考える「ヤマト病」とは次のような症候群からなる。

1. 生活に優雅さが感じられない。
2. 時の流れが速く感じられ、いつも何かに乗り遅れないかといった焦り、脅迫感がある。
3. 自分中心主義なものの見方が目立つ。
4. 人や生き物に対する敬意や感謝の心が薄くなる。
5. 周りの人が〝競争相手〟、時には〝敵〟に見える。
6. 立ち止まって内なる声を聞く余裕がなくなる。

7．自然がやたらに恋しく感じられる。

ところが、そのように沖縄に移住した人が「ヤマト病」の癒しを体験する過程に「沖縄病」とは異なる別の病的症状にとりつかれることがある。私がつけた通称「琉球病症候群」である。

次が私の定義だ。

「琉球文化の風土がもたらす精神風土病で、ウチナーンチュ（島の人たち）の多くに見られる症候群。南国の自然に恵まれた美しい国、時がゆっくり流れる環境に発生する固有な症状。沖縄に移住したヤマトの人にも感染する。

軽症の場合は、人生を〝我がまま〟〝いい（良い）加減〟に生き、ゆっくり生きるというライフスタイルが特徴。他人には鷹揚に、思いやりをもって、親切に接するようになる。ところが、重症になると、〝わがまま〟〝いい加減〟（曖昧、でたらめ）なライフスタイルに変わる……。

この病を患っても治癒した者は、ヤマト病に対する免疫ができる。また、どんな環境に

あっても、たくましく、うまく、よく生きられるようになる」（一部省略）

「癒しの家・うりずん」に、本土から「ヤマト病」を患った人たちが、これまでに数多く癒しを求めて訪ねてこられた。そして癒されて帰っていった。

悩みごとを抱えた事業の経営者。ストレスがたまった管理職の方たち。夫婦関係の悩みに疲れ果てた夫や妻たち。人生の岐路に立った若者。そして、失恋の痛みに苦しむ男女たち。

異なった視座から自分の生き方を見直す心のスペースを持つことが癒しをもたらすのだ。自然が豊かなかの地の、スローで、ゆっくりした生き方に触れることで心がほっとし、自分の生き方を振り返るきっかけになったのだと思う。

これらの方たちは、一様に同じ感想を口にして帰っていった。「ゆっくり生きるって、いいですね！」と。

それは、きっと、かの地に旅し、非日常の環境に身を置き自分の心の裡《うち》に想いを馳せることで、「本当の自分」「隠されていたもう一人の自分」と対面し、対話する時間に浸ることができたからなのだと思う。その人が見失っていた自分の魂の原郷に佇む体験。それは、自分の命の原点と終点に想いを馳せ、それをつなぎ統合をもたらす旅に、さらに歩を進める勇気と生気を与えてくれる体験なのだと思う。他人事ではない、それが、私自身の体験であった。

現代社会の「生」のリアリティを見つめ直す

太田　塁

便利になって複雑化する迷宮社会

フランス、ルルドはバートレス。実にのどかだ。誰もが思い描くヨーロッパの田園風景は、きっとこんな景色なのであろう。

道すがら、こんな田舎町でも人間が、限りある中で普通に、幸せに暮らしているのだよな、なぜ我々は東京で、あれほどに追い立てられながら頑張らなければいけないのだろうか、とふと真剣に考える。

追われるほどに忙しい現代社会を言い表すのにふさわしい言葉の一つに、「ＩＴ社会」という言葉がある。いまや「ＩＴ社会」という表現は、名実ともに我々の生活に浸透し、当たり前のように日々の話題にのぼる。

文化が爛熟し、ますます技術が発達し、増大していけばいくほどに、世の中は複雑さへと退歩させられる思いがする。便利になればなるほど、人は煩雑さに縛られ、身動きが取りづらくなっていくのかもしれない。

一般に「IT」と一括りにされて語られるテクノロジーは近年も（そう、〝も〟なのだ。いつでも人は、進歩や発達の報告には事欠かない）、諸分野での研究や開発が著しい成果を上げ続けているが、ノウハウやツールが増え、多様になればなるほど、本当は核心にはあまり迫れていないような気もする。むしろかえって、出口なき迷宮に迷うことの方が多くなったかもしれない。獲得は、人間の生活を面倒で厄介なものにする。しかし人間は、まさにその獲得という行為のために、生命を浪費している。

時代性に即した議論は常に普遍性を持たない。いや、あらかじめ普遍性を放棄せねばならない、と言う方が適切である。しかし、当面は再び、時代をよく映してはいるが、同時に時事的でしかないテーマである「IT社会」に話を引き戻そう。

「IT社会」の後に来る文明や社会がどのようなものかは予測の範囲外ではわからないし、また到来したものによってはこの後述べることはその意味を失うかもしれない。しかし、それを承知で「IT社会」とその後の社会を考えてみたい。

「ＩＴと人間の共生」を夢想するポストＩＴ社会はハッピーエンドか？

現代社会が「ＩＴ社会」であるということを前提にすれば、「ＩＴ社会」の後にやってくる社会の一つのあり方としてさしあたり誰でも思いつくのは「ポストＩＴ社会」以外にはあり得ない。

この「ポストＩＴ社会」が展望される時、それは「ＩＴと人間の共生社会」だと言われる。これは、〝ＩＴと、人間ないし有機的な感覚との共生〟ということで、浅薄な意味で使われるメディア・ミックス（つまり、それぞれの長所同士の共存による相互作用で生み出される、主に経済効果の向上についての期待）とはまた別のものと解釈したい。この「ＩＴと人間の共生社会」という言葉を目にして誰もが違和感を覚えるはずである。つまり、「ポストＩＴ社会」では人間とテクノロジーが並列される。

たとえば「人間と自然」、あるいは「人と地域」。こうした並列を見る時、我々はさしたる違和感も持たずにそれを受容するが、人間に従属するはずのコンピューターらテクノロジーが人間と肩を並べて語られる時、「コンピューターもずいぶんと偉くなったものだ」というささかの苛立ちと、何か底知れぬ戦慄をもってこれを把握する。

しかし、そうではないのだ。もはや人間がテクノロジーを「偉そうだ」と煙たがる筋合いではなく、すでに現代人は、ある面ではとっくにテクノロジーに支配されている。かの表現、つまり「ＩＴと人間の共生社会」においてはむしろ、人間がテクノロジーの位置まで格上げされているのかもしれない。

しかし一方で、科学技術やコンピューターが人間を支配しているからという理由で、「ＩＴ社会」と呼ばれる現代に浮かび上がる病理のすべての根源を、従属の代償とばかりに一人コンピューターやインターネット、携帯電話に帰して、一足飛びに断罪するのはあまりに早急であるし、いかにも、フェアでも理性的でもない。

とはいえ確かに、現代社会の問題を考える時、「ＩＴ社会」という様相は、その検討の俎上《そじょう》に載せてしかるべきテーマであることは間違いないし、それらに現代的な特徴がかいま見えることもまた事実だ。

たとえば、インターネット上の社会（以下ネット社会）で、誰かと関係性を構築する主体は、必ずしもその人の本質とイコールではないという問題がある。つまり、ネット社会での匿名性の問題である。

ネット社会で問題となる匿名性、いや偽名性（というのも、その実体にアクセスすることが可能な匿名は匿名ではないからであり、インターネット上ではそれがまったくできない、という道も存在するがゆえに、この匿名は偽名だからである）は、確かに無視できない問題で、すでにその偽名性を利用した陰惨な事件が後を絶たない。あるいは、たとえばそれに事件性がなくても、偽名という名の椅子の陰から石を投げ、その言動については責任を回避する誹謗中傷の横行も無視できない。

ただしここで断っておきたいのは、インターネットや偽名性が、かかる罪過の直接原因ではなく、それらはあくまで凶行の主体の犯意や悪意を、彼らにとって一番正確に実体化／具体化できる手法が選択された結果であるにすぎず、インターネットや携帯電話というチャンネルを通じて、残酷な意思を実現したにすぎないということだ（この点は得てして、事の原因のすり替えの契機にされかねないので注意が必要である）。

だが、いつの時代にもどの社会にも、その当時最先端のテクノロジーや思想は存在していて、それらが少なからず周囲を驚かせ、問題に巻き込んできた。それらは結局、「目につく生け贄、ただし疑わしい生け贄」であっただけで、その時代や社会の問題の原因のすべてでなかったことを人間は後で知っている。コンピューターやインターネット、携帯電話が、即現代社会の病巣と呼ぶべきでないのは、そうした性急さへの批判的理由からであり、これらもまた海面から顔をのぞかせる氷山のごく一部でしかないということだ。

一方で、人工知能やコンピューターが、やがて人間の能力を凌駕《りょうが》すると言われた傍から、そもそも人間の脳とコンピューターのチップでは本質的な違いがあり、それこそ「ポストIT社会」では双方の役割分担が求められ、それによって人間の人間らしさがより闊達《かったつ》になるという予測も生まれる。そして、「やはり技術は人間の僕《しもべ》だ。テクノロジーは、進歩し更新されるが、その都度消費されるのだから」と言ったとしても、しかし選択作業の繰り返しという意味では、人間の脳とデジタルに違いはないとも言えるし、やはりテクノロジーが人間の規範意識や倫理観を、逆に規定しているのが現実ではないだろうか。

そう、あたかもテクノロジーが、ユーザーや社会を実験台として発達してきたように。「ITと人間の共生」は、夢物語のようには終われない。

電脳福祉論という福音

「心の時代」と言われて久しいここ日本のインターネット上の電脳社会も、メンタル面でさまざまな問題やトラブルを抱えている人が多いように感じている。それが、「〝心の時代の自分語り〟という陳腐さ」でもって、トラウマのショールームや発表の場となっているという一部の意見が正しいかどうか、それはいったん措くとして、ネット社会の特性が、こうした傾向に大きな影響を与えていることにまず異論はない。

掲示板やホームページ、ブログに「私はうつ病です」とか「リスカ（リストカット）しました」「カウンセリングを受けています」と記述する人が、想像を絶するほどに多数存在する。仕事柄時々そういうキーワードで検索すると、その膨大な人口に正直驚いてしまう。一般に「心に傷を抱える」と呼ばれるこれらの人々の、皮肉に生き生きとした書き込みやコメントを見る時いつも、さまざまな想いに駆られるものだ。

たとえば、ブログで自らが抱える心の問題を日記にしていた人が、突然しばらく書き込みをやめていると、「どうしたのかな」「元気かな」と心配になり、また突然「日記更新再開します」と書かれていると安心する。ホームページを通じて、同じ悩みを抱える人同士が支え合う交流や情報交換をしているケースもあるし、薬や病院の感想を述べている情報ページもある。

こうしたネット上の社会が、素直に、誰憚《はばか》ることなく自己開示できる場所として存在していることが、ある面では心に問題を抱えた人たちの自己治癒能力の開発や活性化に一役買っているのだろうと思うこともある。

メンタル面での不都合を抱えたネット社会の住人の話が続いたが、メッセージの発信や自己開示に積極的になるのは、何も彼らだけではない。身体的な理由で、外に出歩くことができない人も、インターネットを通じて世界中のあらゆる情報に触れることができるし、聴力が衰えた人も、視力が衰えた人も、四肢が動かない人も、さまざまな補助機器を併用してパソコンに触れることで、それらの要件をまったく気にすることなく、あるいは公にすることなく、〝その人自身〟として外界とコミュニケートすることができるのである。性同一性障害を抱える人がネット社会では、本来自分が在りたい性になってネット社会を泳ぐことも可能であるし、人付き合いの苦手な人がネット社会の中では自己表現に長けたコミュニケーション能力の豊かな人になることもある。

こうした、テクノロジー、それも特にＩＴの活用を身体性の拡張ととらえ、それらが実現する一種の福祉的な社会観は、ずいぶん前から電脳福祉論（もちろん、嚆矢《こうし》は生命倫理学者・森岡正博の『電脳福祉論』である）として語られ、事実そういうメリットも現実となり、当たり前にまでなっている。

余談だが、ネット社会がメンタル面での福祉に一役買っているとは先に述べたが、ことカウンセリング機能やセラピー機能を持つことが妥当かどうかについては何とも言えない。先祖の供養もインターネットでできる時代である。霊魂を扱えるのであるなら、いわんや人間をや、である。

　インターネットやチャットを利用したネット・カウンセリングやネット診療なども当然あり得る（すでに存在しているかもしれない）が、カウンセリングの本質を考えた時、私はそういう利便性には素直に同調したくない。たとえ、病院に足を運べないほど重篤な症状を抱える人にとって一条の光になり得たとしても、だ。全体最適を批判し、部分への歩み寄りを大義名分にして、あらゆる必然的な関係性を無視して利便性に還元していく主義には、容易に首を縦に振ることができないからである。

　とはいえ、電脳福祉論が内包するさまざまな特徴の一つとして先に述べたような事柄は、「ITと人間の共生」のわかりやすい功績と呼べるかもしれない。テクノロジーと人間の隔たりがなくなり、互いに溶け合って共生してゆく。しかし、一見幸福なこの物語も、すでにして問題を伴っているのである。その問題、つまり〝二次元のリアル化〟という事態についていささか触れねばなるまい。

「IT社会」における〝二次元のリアル化〟の問題を考える時、これはゲームやパソコンが人間を駄目にするという、あの乱暴で雑駁《ざっぱく》な問題意識ではなく、身体感覚を根源とする現実感が疎遠になる、ということにいったん絞ってここでは述べてみたい。

「生」の意味を変質させる〝二次元のリアル化〟——音楽配信の場合

沖縄本島北部、慶佐次《げさじ》川の見事なマングローブのジャングル。マングローブは、汽水域、つまり川の水と塩気を含む海水の混じり合う隔たりがないところに生育する。

もしも今、砂漠のような場所を旅していて、容赦ない日差しがヒリヒリとその喉を灼く時、目の前に〝汽水域のオアシス〟しかなかったとしたら、サンチャゴよ、その水は果たして干すべきなのであろうか。

隔たりがないということは、一面開かれているようであるが、状況によっては予想以上に不都合で残酷な場合もある。

話は、〝二次元のリアル化〟である。現実と、テクノロジーの生み出すネット社会をはじめとする仮想の隔たりがなくなっていく時、人はどのようなものを得、また失うのであろう。

仮に、この〝二次元のリアル化〟について、音楽をテーマに考えてみよう。

ここ数年、音楽のデジタル配信という新たな流通スタイルが本格化し、配信システムのみならず再生メディア市場でも熾烈な激闘が繰り広げられており、特に二〇〇五年は、長きにわたる日本の音楽史において、おそらく「配信元年」として永遠に記憶されるにちがいない。そう、ドーナツ盤のCD置き換えがあった年以来の、ソフト／ハード両面においての革命的な年となったのではないだろうか。

先にも、技術の発達が時に本質との乖離を促すと述べたが、音楽のデジタル配信を取り巻く状況に関して言えば、「音楽データと再生行為との距離は近くなっているが、本質との心的／物理的距離はいよいよ遠くなっている」ような気のする瞬間がある。

一つには、この音楽のデジタル配信という利便性の持つ錯覚の問題である。音楽データの発信と受信の間にある系統は、シンプルなようでいて実はブラックボックスでもあり、この一般にシンプルでスムーズと思われる流通を享受するためには、実際には、技術的な面でも労力的な面でもさまざまな〝手間〟がかかっている。我々はそうと知らずに、時間をかけて世の潮流に倣う形で、サービス享受に堪える環境を自らアップデートしているのだ。

発信と受信の間にあらゆる障壁や段取りがなくなったのでは断じてない。そう、実際には、発信と受信の間には、相当な距離があるのである。我々は、ここで錯覚に陥っている。距離は縮まってなどいないのである。いや、データそのものとの距離は縮まっているように見えるが、その間にはしかるべき距離が存在しているのである。

そして、この錯覚のゆえに、〝二次元のリアル化〟の問題が生じてくるのである。音楽データの配信のチャンネルは、確かに多様化するだろう。しかし、当面パソコンがそのメインと考えるならば、私のいう〝二次元のリアル化〟とは、今ここにある二次元（デスクトップ）にリアリティを感じることを意味する（だからして、二次元のデスクトップの中に展開される3D技術の意味などについてはここでは考えないこととする）。そこでは、音楽と、それに付随する具体的事物を通り越して、プログラムによって編み込まれた無味乾燥なデータがリアルになってしまうのである。

たとえば、音楽のデジタル配信の本格化で、一番頭を痛めているのが販売店である。販売店には、CDやレコードそのものがあり、ジャケットを眺める〝場〟があり、豪華ボックスセットの重さやギミックを確かめ、音楽を試聴でき、アーティストがイベントに訪れることすらある。あるいは、同じ音楽的嗜好を持つ者同士肩を寄せ、ぶつけ合いながらお目当てを探す身体的営為の〝場〟や空間が存在する。

アーティストが歌を歌い、それがレコードやCDに変換される時点で、すでにして音楽というオリジナルの持つリアリティは、希薄化されるか別の姿を持ちはじめるにしても、少なくとも「形あるもの」は、つまり音楽を表象する立体としての本質はまだ備えている

（まさに、これは第2章で述べた「有形の記憶」の特徴である）。

人間は、内蔵感覚として、立体に接触することで事物を認識する術を培う学習本能を持っている。そうして、複数の次元から事物を把握することによって、より精緻《せいち》な認識へと到るのであるが、音楽がパソコンで買えるようになれば、人は二次元の中のデータだけで認識を構築することに慣れてしまうかもしれない。

食べなくても味がわかり、経験しなくてもしたと思い込める。触ってみなくても、納得のうえで商品を買うし、嗅げない匂いも知っている。しかしこれらは、明らかに二次元の中のデータだけで作り上げた、知識だけを頼りにした自己充足的な世界観の認識なのだ。そう、文字通り机の上＝デスクトップが、世界のすべてなのである。

〝二次元のリアル化〟が浸透した世界では、音楽すら「一曲百五十円」のデータでしかなくなるが、それでも人はそのデータに十分なリアリティを感じる。アーティストは記号となり、セールスする側も、二次元の中でもっとも効果を発揮するプロモーションをするようになるだろう。そのアーティストの素顔や人格、本当の声すらも〝二次元シフト〟で操作されていく。人は、音楽データを知っても、音楽を知ることが難しくなるかもしれない。

このようにして結局、技術的には音楽との距離が縮まっても、大本の発信源であるアーティストや音楽そのものとの心的／身体的距離が遠ざかっているような気がするのだ。

もっとも私は、頑迷なＩＴ否定論者でも、軽薄なＩＴ崇拝者でもない。音楽のデジタル配信のサービスが始まったことで、どこにいても公平に、等しく世界中の音楽を楽しむことができるようになった。あらゆる未知の文化に対して、〝開かれた〟のである。また、音楽が無味乾燥なデータになるほどに、かえって人間のイマジネーションは活発化し、より豊かに音楽を楽しめるかもしれない。要は、デスクトップやデジタルデータから作り上げられた仮想のリアル＝リアル化された二次元が即問題だというのではなく、これらと現実を切り離し、それぞれでしか実現できないことを味わうことが、「ＩＴと人間の共生」と謳われる時に思い描かれている絵図のはずだと言いたいのだ。

人間存在としてのリアリティが、己から剥離《はくり》していく時、人は現実と非現実の区別を見失い、あるいは意識的にそれらを混交させて、実のない幻想を追い求め、その仮想の中で平板な生を生きるようになる。それは、生の現実感を退けてしまうことであり、つまりはリアルな生からのみ受け取れるあらゆる感覚を放棄して、生きながらにして死ぬことである。砂漠で汽水域に出会う状況を思う時、ＩＴとの共生が展望される現代および未来の社会の生の在り方を、深く自問せざるを得ない。

けではない。

幸せにならなくてもいい

「幸せにならなくてもいい」。いきなりこう言いきることに、何も挑発的な意図があるわけではない。

禍福があざなえる縄のごとくあることは、今さら大上段に振りかぶっていうほどのことでもなく、誰もが知識上あるいは経験的に把握していることである。

人間の一生において、幸せであるということは、果たしてどういうことであろう。動物的な意味においては生命の安全が大前提であるし、一歩踏み込んで人間という括りで考えた場合、自己実現や、快感を得、欲求や本能を充たすことがそれにあたるかもしれない。

私は幸せである、と素直に言える人は文字通り幸いである。しかし、この世に生を受けてから天寿を全うするまで、常に幸せである人はおそらくいない。いたとしても、おそらく希有である。

あるいは、心のままに生きられぬ世の中を難しいと言う人がいるが、しかし実際は心のままに生きていくこともまた難しい。同様に、すべてが充たされた人生を得ることも難しいが、それを生きつづけることが幸福かどうか、これもまた別問題でもある。

幸せでない時は、不幸せであるかもしれない。だが、幸せであることや不幸せであることは、実は人間の一生にとって、本質的な意味で最重要事項ではないのではないだろうか、と思うことがある。

幸せというものは、生きるための手段であって目的ではない（これは、往々にして逆に理解されていることであるが）。その目的こそが、「人間らしく生きる」ということである。人間らしく生きて、結果として幸せであればそれに越したことはないが、幸せになることを人生のゴールと設定することは、少し調子がはずれていると言わざるを得ない。

人間の一生は、その字のごとくライヴである。それは、どうしようもなくヴィヴィッドで、顔背けることかなわぬほどに生々しい（たとえ日常が悪魔的見せ物、〝デモニュシュトレーション〟のオンパレードであっても、である）。そして、その高低にムラはあっても、常に体温を伴うものである。

人間の一生がライヴであるならば、その人生にとって大切なことは、幸不幸であるかどうかより、リアルであるか否かの方ではないだろうか。

「リアルでない人生」は、そもそも存在論的に成立し得ないかもしれないが、もし人生がリアルでないならば、それは重篤な危機を示している。

ではいったい、リアルな人生とは何か。それは「リアルな人生」以外ではあり得ない。つまり、身に降りかかることのすべてを引き受ける人生である。リアルな人生にはでこぼこがあり、痛みや悲しみも伴う。時には、あきらめることも求められる。

「幸せになりたい」という願いや欲求はそれ自体自然で正常である。しかし、この願いや欲求が、「幸せでなければならない」「幸せでなければ人生ではない」という〝指向の装置〟に置き換えられた時、人は、次第にリアルな人生から乖離していく(それを、強迫観念とはあえて言わない。それは言い尽くされてきた言葉だからだ)。

「人は幸せにならなければならない」と短絡的に欲望することは一種の幸福幻想である。あるいは幸福至上主義である。そうして、そういう人は、その幻想や主義のゆえに、自分が幸福であるか否かには過敏だが、自分も含めた誰かの哀しみや痛みについてはきわめて鈍感になっている。

「幸せである」ということは、きわめて多面的で、かつ一回性の事実の集積によって作り上げられる人生の持つ、さまざまな容貌の一つでしかない。しかし、それがすべてであると、意識的/無意識的に欲求される時、人生はその彩りを失いはじめる。

息を呑むほどにカラフルで美しいグラビア写真も、突き詰めれば四色のインクのドットの染みで表現されている。四つの色を混ぜ合わせることで、およそこの世に存在するあらゆる色彩を表現する。

複雑きわまりない人間の感情を単純化することなどおよそ不可能であるが、これを仮に四つに大きく分けるとすれば、日本人は昔から、実に適切な表現を持っている。「喜怒哀楽」である。この一語には、一般的に正の感情と言われるものと、負の感情と言われるものがちょうど半分ずつ入っている。実に公平ではないか。

「幸福な人生よりリアルな人生を選ぶ」という、文明への知性的反逆について

「幸せでなければならない」という幻想にとらわれている人は、「喜怒哀楽」のうち、「喜」と「楽」にしか価値を見出そうとしない人である（もちろん、「怒」と「哀」だけの人生も等しく貧しく、これは一種のネクロフィリア、つまり〝死の想念〟に取り憑かれたメンタリティである）。

四色のうち二色しかない生き方は、モノクロームの生き方である。このことは、モノクローム特有の表現が持つ味わいや魅力を否定しているのではなく、その表現力の幅の狭さの喩えである。

喜びと快楽しかない人生などあり得ないが、もし仮にあったとしてもそれは、グロテスクな生にちがいないことは容易に想像がつく。

あるいは、「喜」と「楽」は宿命的に、「怒」と「哀」なくしては成立し得ない。人は、いったい何が憤ろしく、何が憎らしく、何が哀しいかを知らずに、生きることの喜びと楽しさを知ることはできないからである。負の感情が深いことも、決して排除するべきではない。深い哀しみは、喜びをより強く逆照射するからである。

「喜怒哀楽」を引き受ける人生は、馥郁《ふくいく》として芳醇である。健全である。あらゆる感情に、可能性を準備してあげてこそ、人は、「喜怒哀楽」のような基本的な感情と、その各々の間でグラデーションのように微妙な変化でもって存在する感情を組み合わせて、己の人生に無数の色彩のヴァリエーションを見出すのである。

そうして、さまざまな感情や価値観で描き出す人生は、思弁や感覚にたゆたうのみならず、立体を予感させるほどに彩り豊かに、そして何より、生々しいまでのリアリティを伴ってくる。

「喜」と「楽」のみを招き入れ、「怒」と「哀」を排除する生き方は、生命そのものがその誕生以来宿してきた、ナチュラルなあり方に対する暴力でもある。

彩り豊かな人生は、幸か不幸かの基準ではは かれない。それは、重さをインチで表現するのと同じくらいにナンセンスである。そして彩り豊かな人生は限りなくリアルである。リアルな生は、まさに人間の生き様である。リアルな生き方は、時に身も蓋もなく、あけすけで、おまけにそれからは逃げも隠れもできない。痛いし、血も出る。そして幸福でもないかもしれない。だが、少なくとも、真実にちがいない。

幸せを絶対的な目的に設定すれば、人は自己中心的にならざるを得ない。個人の幸福は、残念ながら共有される性質を持ち合わせ得ていない。人は、自分一人が幸福になるためには、絶え間ない闘争を繰り広げることになる。自分一人の幸福は、排他と利己をその父母とするからである。よしんば、他人を利することこそが我が身の幸せという人がいたとしても、それは誰かの幸福を通じて自己の幸福を求める生き方に相違はないし、幸福感を得るための利己的な利他に陥りかねない。そうならぬためには細心の配慮が必要になるが、この陥穽《かんせい》を回避するのは容易なことではない。

かように、幸福幻想や幸福至上主義に立てば、かえって人の営み――それが高い志に端を発したものだとしても――は批判にさらされることになる。しかし、幸福幻想や幸福至上主義を捨て、リアルな生き方こそを人生の本当の姿だと引き受ければ、人は、利己はもちろん、利他からも解放される。利己も利他も、あるいは利己に伴う誰かの批判も、すべて受け入れることの方にこそ、生きる意味と価値を見出すにちがいない。

「IT社会」を、そして「ITと人間の共生」が期待される「ポストIT社会」を生きる我々は、己の生に対する価値観の転換を迫られているのである。この転換こそが、〝テクノロジーの僕〟たることを甘受せず、これを覆す蜂起の狼煙《のろし》のための「知性の準備運動」となるものと考えたい。

ダイアローグⅢ
改めて、現代社会を生きるヒントを沖縄から学ぶ

全人的な包容力を持つ沖縄の魅力に惹かれて

近藤　沖縄に関心を持って旅をする人たちが年々増えていますね。沖縄ブームという言葉も使われているくらいです。私もあなたも、沖縄とは深い縁がありますよね。あなたは一年間、私は丸十年住みましたから、単なる沖縄ブームに乗って、観光で訪ねたのとは違った体験をしました。あなたはなぜ沖縄に一年も住まわれたの？　惹きつける魅力は何だったのでしょう。

太田　はじめて沖縄を訪れたのは学生の時で、学会の見学に行きました。その時に、「先生、ごめんなさい」と言って学会の方は全然顔出さないで、一人で歩き回ったんです。それまで沖縄にはまったく縁がなくて、外国のような感覚だったのですが、その一日二日の間に、あちこち見聞して、沖縄がすっかり身近になった気がしたんです。そのとき、どんな形でかわかりませんけれど、またここには来る気がする、という確信があったんですね。その後、東京で自分がそれまで追いかけていたものがぷつっと切れて、「さて何をするか」と考えた時に、最初に思い浮かんだのは、それまでの自分とまったくライフスタイルの違う場所に身を置いてみたい、

ということでした。

近藤　東京と異なる沖縄のライフスタイルへの関心は私も同感です。体が受ける風みたいなもの、それはいわゆる空気の動きだけでなく、何か私を包む気みたいなものが、都会生活とかなり異なるという印象を受けました。それがたまたま私の求めていた、体や心の癒しの原点だったかな、という気がしたんですね。

本文にも書いたけれども、情報の洪水や、スピードばかり求められる暮らしの中で、その流れの中にいる時はそれが当たり前に感じるけれど、ふと沖縄のような場所に行くと、「都会で受けているエネルギーの風とは違うな」とわかる。そしてそれがさわやかに感じられるんです。特に、本文で書いたヤマト病のために疲れていた私たちが、ただ体が休まるということでなく、丸ごと安らぐという感じを受けました。よくいう癒しという概念も、人間存在そのものを丸ごと、安らぎの場所に導いてくれるという感覚だと思うのです。

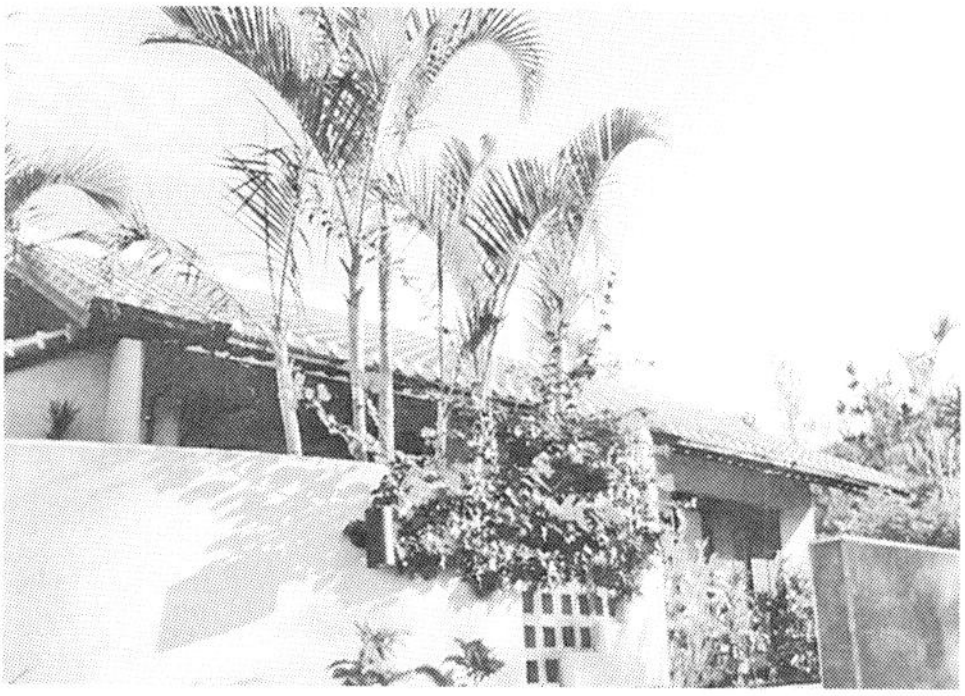

「うりずんの家」の外観

太田　たとえば、自然とか食文化とか人の優しさとか、どれか一つではなくて、すべてがバランスよくあって、沖縄に行くとそこが、全人的な面で包容力を持っているような気がしました。特別意識しなくても、その中に自然体で身を置くことができる懐の深さがあるのではないかな。要するにストレス・フリーなんですよね。

近藤　人間には誰しも、ストレス・フリーな生き方をしていた時代というのが、それぞれみんなあったと思うんです。何も心配しないで生きられていた子ども時代のような。それを僕は魂の原郷という言葉で表現しているんです。

太田　私はちょうど受験戦争世代で、小学生から沖縄に移住するまでの二十年足らずの間って、沖縄的生き方の対極のような青春を送っていたわけです。それで、沖縄に住み始めて、たとえば近所の人が声かけてくれるとか、自然に包まれるとか、日常のふとした瞬間に、これまたどこかで経験したことがあるような感覚がありました。

それがやはりブラジルだったんですね。気候が似ていて海がある。沖縄は移民も多いので、ブラジル料理も盛んですから、そういうこともあるのでしょうけれど、自分が一番ストレス・フリーで生活していた時期、つまりブラジルにいた数年間をすぐに思い出したのです。それから、二十年以上も忘れていた、何も心配せずに牧歌的に生きていた時代を思い出したのです。そうした部分も、やっぱり沖縄に惹きつけられた要因で、安心して身を任せていられたのかもしれませんね。

沖縄的スロー・ライフは〝カイロスの島〟ならではの知恵

近藤　私たちも含めて、なぜ多くの人が沖縄に魅力を感ずるかというと、一つには時がゆっくり流れていくことがあると思うんです。確かに沖縄の人は、生き方そのものがスローです。集まるのもスロー、食べるのもスロー。仕事もスロー。それはなぜかと言うと、沖縄の人たちの生き方の根っこに、〝ナンクルナルサー（なんとかなるさ）〟という文化があるから。それは沖縄の持つ、ある意味で過酷な自然環境や基地の存在などを通じて鍛えられてきた結果です。

太田　生きる知恵なんですよね。今日できなければ明日があるじゃないか、明日ダメでもさらに明後日があるじゃないか、というたくましさでしょうね。

近藤　そうだね。そういう意味では非常にスローな県民性。私は沖縄で、そうした時間感覚の違いをものすごく感じたんですけれど、あなたはどうでしたか。

太田　私が沖縄ですごくお世話になった〝沖縄の父〟とか〝沖縄の兄弟〟と呼んでいる人たちがいるんですけど、この人たちがね、思い切りウチナンチュ（沖縄人）なんですけど、一方で思い切り、先生がおっしゃったような沖縄っぽさがないんです。とにかく時間には正確、沖縄の人らしい人情のうえに、気配りも東京の人並みに細かくて。最初その人たちと会って親しくさせていただいたので、「噂の〝沖縄タイム〟ってどこにあるんだろう？」って思ったくらいでした。

でも、それは彼らが意識してそうしているのであって、そういうふうに行動しているからといって沖縄らしい知恵を忘れているわけではなく、ちゃんと自然に身を置き、沖縄の文化を愛し、酒と音楽を嗜む。そしてストレスや社会問題、自然災害も、衝突して解決するのではなくて、受け入れながら、自分の人生に取り込みながら、時の流れを生かして解決しようとしてるんです。そういう意味での〝沖縄タイム〟はちゃんと持っている。それで私には、沖縄の時間感覚が意外とカルチャーショックにはならなかったんですね。

ただ、私がたった一年で東京に戻ったのも、あのとき、〝沖縄タイム〟ではなくて、追いまくられる東京時間に戻りたいという気持ちもあったんだと思います、正直なところ。心配になった部分もあったわけです。それまで東京時間で生きてきた人間ですから、一年間〝沖縄タイム〟で生きている間に、浦島太郎になっているんじゃないかな、という不安を感じたんです。

近藤 それはわかる気がするね（笑）。私も、沖縄に住みながら、仕事で東京と行ったり来たりしていましたので、両方の文化とのふれあいの中で、また違いの体験の中で、片方をとるのではなく、両方をうまく統合することを私は自分で良しとしました。そうした統合の中に、個人的には快適さを感じていたんですね。

だから、そのまま沖縄に住み着きたいという思いもあって、家も建てたのですが、十年住んでいるうちに、それまで何十年もの都会生活で培われた、私の細胞に刻み込まれた時の感覚を意識せざるを得なくなったのです。やがて、体が学んだ時間と、その対極にある沖縄タイムを統合した生き方というものを、望むようになっていったわけで、その結実が、十年の区切りでの都会への復帰だったのです。

太田　きっと、先ほどお話しした沖縄の友人たちが、ある意味では統合した人たちなんでしょう。ありきたりな言い方をすれば、オンオフの切り替え、それはビジネスとプライベートの時間のオンオフではなくて、沖縄的な時間の使い方と、東京的な時間の使い方の切り替えができる人たちだったんです。ですから、今先生がおっしゃった、沖縄的な良さと東京的な良さを統合する生き方を自然にしてしまっている人たちだったと言えるかもしれません。そういう統合した人たちというのは稀なケースで、我々からすると羨ましい人たちなんです。

近藤　都会の時の流れの中だけしか知らない人にとっては、それが唯一の生き方、サバイバルだけが人生だと思うのが当然と思いますが、違った時の流れ、違った文化を体験した時、それは前にも話したような、ミラー現象が起こるのです。異なる価値観を通じて、自分の文化の異質性、自分にとっての異質性に気づくことがある。その両方の異文化を統合した第三の文化を創るという生き方が、私にとっては人間として健全な生き方じゃないかな、と考えるわけです。

そういう意味で、私はたとえば、アメリカに十七年住みましたが、アメリカにいる時はアメリカの文化の中で快適に過ごすように考えるし、日本に戻ってきた時には日本で快適に過ごせるような生き方を模索し、そうできていたような感じがします。自分の文化や価値観にどっぷり浸かっていて異文化をまったく知らない人間だと、やはり何か今ひとつ足りないものがあるかなと思いますね。

太田　前の章で話し合った〝ブレンド状態〟ですね。

近藤　時の話をさらに進めるとね、沖縄のゆっくりとした時の流れが、やっぱり人間の健全な生き方に、すべてとは言わないまでも、とても大切な要素ではないかと思うのです。

「時」には二つの種類があるという気がします。一つは、私たちが生きている時間という、「間」という言葉で限定された時。時計で計る時というのがあると思うのね。それをギリシャ語ではクロノスといいますが、それに対して時計で計れない地球の「時」、宇宙の時計が刻む「時」、マクロの「時」、あるいは魂で計る「時」。これをギリシャ語でカイロスという言葉で表現します。

こうした、自然界の次元を超えた形而上学的な「時」、宇宙の「時」の流れというのがあるわけです。この二つの時のうちクロノスの生き方というのは、非常に、時間にコントロールされた生き方ですから、そこで速度が問われたり、便宜性が重視されたり、できるだけ早く、できるだけ便利に生活できるように、ということが求められるのです。

太田　置き換えると、カイロスがタイムとすれば、クロノスはスケジュール（笑）。なぜかとんです。

言うと、スケジュール帳も携帯電話も時計も忘れて出かけてしまった時って、なぜか心地よいんです。

近藤　パニックにならない？

太田　いや、心地よいんです。時間がわからない。それがいい。でもマクロな時間、カイロスの時間は、それにもかかわらず刻々と流れているわけです。確かに、クロノス的ツールをすべて忘れた状態ですと、一瞬心配になります。「取りに戻ろうかな」なんて思って（笑）。でも、その時かえって、全身でカイロスの時間を意識するんです。ああ、それでも時間は流れてる……と。だから日常の中でもカイロスを感じるチャンスはあるはずです。沖縄にいると、カイロス的な時間で十分暮らせるということかもしれませんね。沖縄はまさしく〝カイロスの島〟ですね。

近藤　なるほどね（笑）。たとえば自然界にしても、沖縄で満天の夜空の星なんかを見た時にね、ふと私たちの魂が大空に舞い上がってね、そして宇宙のカイロスの時との接点が生まれるような感覚があるわけですよ。スト

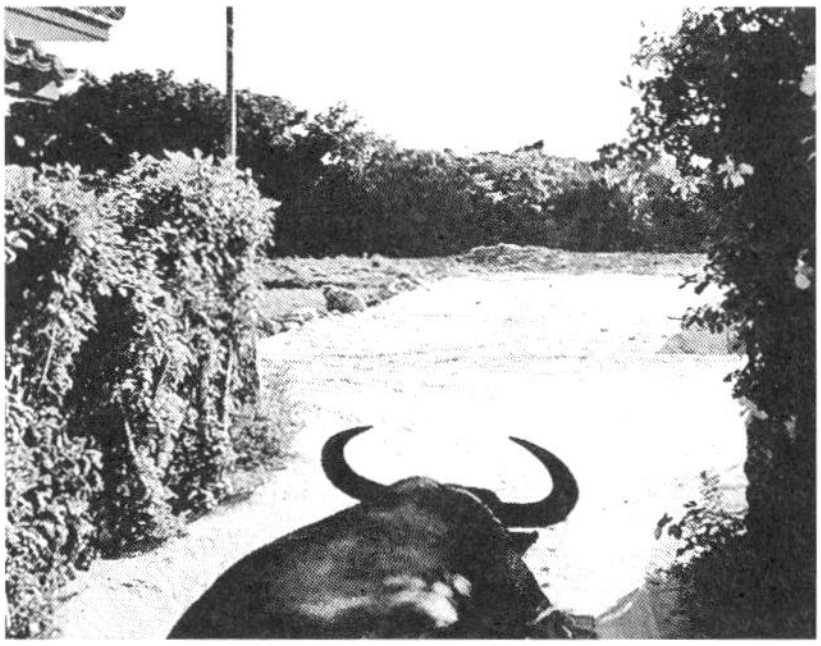

本来人間が持っている時間感覚は
スローなのかもしれない

レスフルな生き方をしている、あるいは人の流れからはじき出されてしまうことに不安を感じている生き方をしている人たちが、沖縄に来て、沖縄のスローな時の流れを体感した時に、クロノスの点からカイロスの点に視座の転換が起こるとね、そこで癒しが体験されるのかな、と思うんです。

ある時不登校の高校生がセラピーを受けにいらして、一番先に口にした感想はね、「時がゆっくり流れていることにショックを受けました」ということ。彼は不登校で、一年間くらい学校に行ってないわけです。だから焦っていた。それが長い人生、あるいは大きな時間で考えたら、一年くらいどうってことないと感じたわけです。

さらにここで、宇宙の時の流れを体験した時に、視座の転換が起こったんですね。日常から非日常の中に飛び込んだ時にね、自分の生き方というものを新しく見直してみる。そこに安らぎを体験したんでしょうね。

太田　本来人間が持っている時間感覚というのはスローなのかもしれませんね。私が最初に沖縄に対して感じた、「ここは違うところだ」「今まで知らない場所だ」という感覚は、沖縄の地理的な特徴や文化的な伝統のゆえにだけでなく、本文でＩＴの話も書きましたけども、そうした追い立てられる生活とはまた違う時間感覚を沖縄が持っているという直感だったのです。

アンチ沖縄的ライフスタイル＝ＩＴ社会は〝生〟の現実感を鈍らせる？

太田　この第3章を書く時、「沖縄の話に触れよう」と意見交換しましたが、あえて沖縄には直接的には触れずにＩＴのことを書いたのはなぜかというと、ＩＴの弊害とは言わないまでも、ＩＴ社会らしさっていったいなんだろうと考えたら、時間的な効率や生産性との関係が大きいだろうと思い当たったわけです。ＩＴ社会では、時間は関係なく、物理的な距離も障害とならず、メッセージも画像も届く。こういう生き方が、生産性とか能率を向上していく、ものすごく大きなツールになるとすれば、逆にそういったものと関係ない、つまり追い立てられない生き方の意味というものを、もう一回見直す意味があるだろうと考えました。その時に、何がそのイメージとして想定されているかと言えば、これが沖縄の生活ということなのです。

私は、ちょうど二〇〇〇年に沖縄に住んでいましたけど、サミットが開催され、内地でも沖縄がクローズアップされ、メジャーになっていく。その一方で、どんどん沖縄が消費されていったわけですが、あの時期に、いわゆる沖縄ブームと呼ばれたものは、今一回ちょっとトーンダウンしているのかな、という気がするんです。本来沖縄に対して抱くメンタリティが変質してしまっているような。

しかし逆に、ＩＴ社会のような時代になればなるほど、ブームを超えて、もう一歩深まった沖縄の魅力というものがますます、東京はじめ内地の人に見直されて、より強く求められてくるんじゃないかな、という気がしたんです。そういう絡みで、通信社会やＩＴ社会を取り上げて、その対極にある理想郷としての沖縄につなげたんですけれども。

近藤　なるほどね。確かにＩＴ社会の特徴の一つは、時と空間の壁を越えて瞬時に互いにアクセスできる、情報と人がアクセスできる、ということですよね。深いレベルでの人間と人間のふれあいというのはなかなか起きないのだけれど、アクセスはできるんだよね。非常に偏った、制限されたアクセスではあるけど、便宜性はある。だから、そうした便宜性のゆえに、つまり効率や生産性のゆえに、この流れに乗っていないと、自分はだめな人間なんじゃないか、という感覚を抱くおそれがあると思うんです。

そうした不安とか強迫観念みたいなものは、経済観とか労働観とかね、さまざまなところに現れていると思います。お金を稼ぐということも、汗水流して働くというやり方と、たとえば今日いろいろ話題になっているような、投資して、株で儲けて……、それも、まさにインターネットで操作して、瞬時に巨額な金のやりとりができる、あるいは、儲けを作ることができるというふうな。これは明らかに、便宜性の高まった社会で、乗り遅れないように自分を追い立てた結果生まれた苦しい便宜性だと感じるね。そういう生き方に対する批判もありますよね。

それが特に最近、若い人たちに魅力として受け取られて、結果的に大勢の人たちが、調子はずれの金銭感覚に踊らされる。あるいは、一方では、働かずに金銭を得るために、やっぱり人を殺めたりする。こうした形で、間違った幸福を追い求めるという現象は、今の社会の中では増えているような感じがするね。

太田　いわゆるマネーゲームとか、デイ・トレーダーとか、実体はどこか関係ないところに居ながらにして巨額なお金を動かすという行為は、倫理上の問題も商法上の問題も多々あると思うのですが、私は、その行為そのものが善か悪か、ということよりも、一番気になるのは、それでは現実の生活に対するリアリティが、どんどん希薄になるんじゃないかな、ということなんです。私は本文では、音楽を素材にして、〝音楽のデータ化〟によって、音楽そのものの持つリアリティが薄まっていくのではないか、ということを書きました。

結局この問題意識は、現代社会のあらゆることに向けることができるわけで、経済活動の話にも、幸福観についても当てはまります。

ＩＴ社会というのは、高度に情報化されているようで、フィジカルな部分では案外〝顔がない〟んです。たとえばデータが何キロバイトとか、パケットあたり何円と表示されても、確かにそれらは目に見えるメッセージだったり、お金の動きだったりしますけれども、やっぱり、所詮毎日見てるパソコンや携帯電話、それもモニタや画面で見るものですから、それらの情報がどんな形をして、どんな実体を持っていて、実際にはどんな文脈の中で意味を持っているのかという、そうしたリアリティに貢献するような要素というのが全然ないのですね。

ある事柄に関して、いろんなデータが集められます。けれども、いくらそれらを駆使しても、結局リアルではないわけです。ですから、リアルじゃない人生で、とりあえずは目の前の生活が送れるという事態は、どんどん生命の原型のようなものから乖離しているような気がするんですね。たまたま昨今、企業の倫理観にしても、法律や社会的正義・公平さという点から議論になりましたけど、それらの問題はむしろ、リアリティのない人生の肯定の結果だと思います。それが問題の根なのだ、という声がもっと上がってもよかったんじゃないかな、という感想を持っています。

近藤　まったくその通りだと思いますね。リアリティが疎くなる、あるいは否定してしまう生き方がノーマルだと錯覚を抱く、あるいは幻想を抱くことは、私は、これは非人間的な生き方だと思うんです。

たとえば音楽の話が本文にありましたが、絵画の場合などもそうでしょう。今私たちは、テレビやパソコンを通じて、世界中の名作を簡単に見ることができますね。でも、それはその画家が、ある景色、ある事象を見て、その中で、その人、その時代の、その生活の中で、受けた心象を絵画にして表したもので、それがその当時の人たちに訴え、やがて、すぐれた作品として美術館に飾られる。そういう背景を、便宜性と引き換えに一足飛びに省略してしまうような現象が起こりますよね。そこにはやはり、リアリティが疎くなってしまう、あるいは否定されてしまう、そして否定されても済んでしまう、そしてそれが当たり前だと思ってしまう、そういう志向が入り得ますよね。実際に美術館に行って、画家の生きていた時代や土地を肌で感じながら受ける印象と、パソコンの画面で見た絵の印象とは、もう雲泥の差ですよね。そういう人間としての生の感覚、リアルな感覚が否定されるということは、文化の貧困を招きます。文化の貧困は人間性の貧困にもつながるわけですから、こうした傾向を助長する現代社会は、実際には文化の進歩の結果ではなくて、文化の退歩かもしれません。

リアルな心身の交流がないところにカウンセリングは成立しない

太田　退歩とまで言えるかはわかりませんけども、しかし現代社会が、人間としての生々しさをやりとりする場を、自分から放棄しているような感じもありますね。フィジカルな部分だけじゃなくて、それこそ魂のやりとりも含めて、ですが。

カウンセリングの場で起こるメンタルあるいはスピリチュアルな部分でのリアルな交流を、先生は〝魂のふれあい〟と表現されますけど。リアリティの希薄化を当たり前とするような世界観には、要するに〝場〟の共有がない。特に、データ＝世界のすべて（そこに欲しいものが過不足なく入っていること）というものは、きわめて個人的な場でやりとりされます。

だから、こうした行為の方が、生の中で占めるウェイトが大きくなると、場を共有するということに無感覚になるような気がします。生々しいふれあいやぶつかり合いの中でこそ、場の空気を読んだり、間《ま》や呼吸を読んだり、そうした人間関係のスキルも身についてくると思うのです。

近藤　カウンセリングの仕事をしていて、時々メールで相談をしてもらえないかという依頼を受けるんですけども、それは「できません」とお断りしているんです。なぜかというと、対面の状況の中で、クライアントがどういう言葉を、どう表現するかといった、現場でのふれあいがないところではね、深いレベルでの相手の心情、あるいは悩みを理解することはできないと思うんです。とすれば、それで適切なカウンセリングもできない、ということでお断りしているんです。

確かにメールでも、やりとりはできますよ。でもそれは、文字のうえでの表現でしかないわけだから、その文字の背後にあるもの、その人の輪郭とか性格とかね、あるいはその瞬間の心の動きとかね、そういうものを読み取ることが、非常に難しいわけですよ。

太田　私がもしカウンセリングするとしたら、やっぱり不安ですね。表情が見えないとか、身振りが見えないというのは、もう情報が半分以上ないようなものですから。だから、ちょっとお受けできない、というのはわかりますね。

本文の中でも、ネット・カウンセリングというのがあり得るか、という話にちょっと触れたんですけど、まあ利便性といった問題だけじゃなくて、実際には、カウンセリングを必要とする人というのは、多くにおいて人間性の回復を求めてますから、人間性と書く以上は、前に先生が人間性《じんかんせい》とおっしゃったように、人と人との間《ま》がなければ、回復ができないので、確かにメールでできる人間と人間の間《ま》もありますけど、現実的な人間らしいふれあいを必要としている場合には、やはり人と人が対面し合ってこそ、だと思いますね。

　カウンセリングは、そこに沈黙しかなくてもいいわけですよ。でも、人と人の形成する間《ま》の中でないと、人間性回復に貢献するようなカウンセリングというのはちょっと実現できないんじゃないかな、という意見です。

近藤　そうだね。たとえばカウンセリングを受けるのに、ある方は遠くから来なきゃいけない場合がある。それで、時間をかける、心も配る、お金もかける。そこに自分を参加させる。全体的にトータルに参加することによって、やっぱり人間的な交流が生まれると思いますね。閉じこもった自分の部屋にいて、パソコンを使って限られた文字で悩みを聞いてもね、それはその人への全人的な参与にならないわけですよね。

　だから、そうした場では全人的で必然的な理解、というものが変質してしまうわけです。それがたとえば、あなたが本文で書いているようなモノトーン的な感情や感覚への、モノトーン的な関わり方にならざるを得ないんですよね。天然色同士のふれあいじゃないんです。

太田　最近は、来談者中心療法の意味や、ロジャースの見直しなど、議論が出てきていますけれど、それは措くとして、やはり人間同士という場があって、ぶつかり合ったり、気が通わない瞬間があったりしながら、それでも最後にお互いに理解し合って、クライアントの自己実現や自己一致のサポートをできるような人間関係や間《ま》を作るというのが、カウンセリングの基本ですよね。顔も見えず、相手との膝の距離がわからない状況では、そうした関係性は構築できない気がします。

近藤　カウンセリングする私たち自身もやはり一人の人間ですから、クライアントの悩みを聞きながら、目に涙を浮かべることもあるわけです。そういう、カウンセラーの表情も涙も、相手のクライアントが見ることもなしに、便宜性だけで済ましてしまうことの無益さを、対面型でないカウンセリングには感じますね。

大切な人だからこそ、でこぼこのある人生を

近藤　現代社会における現代人の病理ということを考える時に、あなたも本文の中で書いていましたけども、身に降りかかることすべてを引き受ける生き方。でこぼこがあって痛みも悲しみもある、この人生において経験しなければならない起伏に対応できる人間を、現代という時代は疎んじている、あるいはそういう人間を作ることを疎んじていると思いますが。

太田　そういうでこぼこを見せられない環境もあるかもしれないし、見せさせない環境もあるかもしれないし、見せ方がわからない環境もあると思います。それから、でこぼこのへこんでいる方。これを経験したくないという甘えも、一種のムードとしてあるのかもしれません。

皆が幸せを求めて、一つの方向を向いて、時間使ったりお金使ったりしている時に、なんで悲しいことや辛いことに目を向けなきゃいけないのって、やはり思うと思うんです。でも、幸せを追い求めるだけの人生というのは、きっときついだろうなと私は思うんです。そんなにうまい話はないでしょうし、それはそれで、ある意味ではすごく、テンションが張っている状態の連続だと思う。

近藤　それは逆説的な言い方だけれど、幸福という名の不幸ですね。それこそ、すべて人生を幸福で彩らなきゃならないとしたら、これまた実はモノトーン的です。

喜びも悲しみも、あるいは楽しさも辛さも、深いレベルでわかる、受け止められる、ということが、人間的な生き方として欠かせないと思いますね。

太田　実はあの喜怒哀楽を引き受ける生き方のくだりの元ネタですが、親友の結婚式のスピーチで私が話したことなんです。彼にスピーチをお願いされて、「俺はいいだけの話はできないよ。緊張するし、自分の言葉でないとしゃべれないから、その日思いついたことをしゃべるよ」と言いまして、それで彼のめでたい日にこの話をしました。そしたら彼も喜んでくれました。

後で私は「こんな話を友達のスピーチでしたんだよ」と周りの人に話したら、もっと楽しい話だけにしておきなさいと言われました（笑）。でも、私はそうとしかしゃべれなかったし、あのときの気持ちは今でも変わらないし、彼は一番大事な友達でもありますから、彼にはそういう、幸せだけを追い求めて疲れてしまうような人生は送って欲しくないな、と思って話したんです。

近藤　リアルな生き方を語ったわけですから、それはすごく勇気ある、そして、あなたにも、友人にも、いい体験になったな、と思います。それはなぜかと言うと、人生のうわべをなでるようなやりとりで済ませてしまうという、その状況に、私は何か浅薄さも感じますし、真実味のない感じがするんですね。やはり人生の新しいスタートをする二人の大事な日に、そんな甘い言葉やうわべだけで立ち会うようなやり方に、私はものすごく抵抗を感じます。

太田　それはもしかしたら、結婚＝ゴールとか、結婚＝幸せ、という幸福至上主義のなせる業なんでしょう。結婚観などにも現代性などは現れていますか。

近藤　昨今の披露宴などに見る価値観、あるいは結婚観は、現代の日本社会や日本の文化の一つのあらわれかもしれません。臭いものには蓋をする、というのも言いすぎだけれど、要は見たくないものは見ない、現実に対面しない生き方です。

人生を立体的に見て生きてゆく旅路にはね、やはり、いろんな色彩があると思います。あなたが書いているように、喜怒哀楽という四つの基本的な感情と、その各々の間のグラデーションや組み合わせが、やはり大事です。結婚そのものを考えても、すべてバラ色の結婚生活を送れる人はいないです（笑）。

太田　熟年離婚なども、一種の幸福至上主義の結果なんでしょうね。幸福でなければいけないという強迫観念で我慢していて、そのときぶつかり合っておけばよかったことが、その瞬間の幸福の幻想を壊せないからぶつかれない。結果、感情が抑圧され、鬱積して爆発する。その都度の衝突を恐れてはいけない。その都度のストレスを恐れないでやっていく、ということが、ヴィヴィッドでリアルな人生、つまりライフになっていくのかな、と想像しています。

第4章——バース・ヴィジョンと死生観

バース・ヴィジョンの覚醒と達成を求めて
――鐘楼の頂に立つ

近藤　裕

サグラダ・ファミリアの鐘楼に立ちて

人生を振り返り、行く末に想いを馳せてスペインに旅立った。なぜスペインに？　イスラムとキリスト教の混合文化の歴史に魅せられ、その遺跡を訪ねたい衝動に駆られたからだ。長期滞在の可能性を探ることも、もう一つの目的だった。特に南部のコスタ・デル・ソル、温暖で明るい景勝の地を歩いてみたかった。ゆっくりした余生を過ごす夢を追い求めていたのだ。

暖かな陽ざしに大地は覆われていた二〇〇三年の春、各地の遺跡を訪ねた最後に、スペインの第二の都市バルセロナに立ち寄った。何年か前のオリンピックの開催地であったためか、すっかり近代化したこの街に、ガウディをはじめ建築界の巨匠たちの手によるいくつもの建造物がその存在感を臆することなく主張するかのように見かけられた。街全体が、まるで美術館そのもの。あちこちに見る異様な建造物に圧倒される何か不思議なエネルギーを感じるが、圧迫感はない。建築家たちの生々しい感性の露骨な表現に、私は、むしろ魅せられたのだ。きっと、私の魂と彼らの魂が時を超えた次元のどこかで共鳴していたのかもしれない。

この日、私はガウディの手による多くの建造物のうち、もっとも知られているサグラダ・ファミリア（聖家族教会）に足を向けた。建築が始まってからすでに百年。完成まであと三十年はかかるだろうと言われている。四つの聳え立つ鐘楼は高さ一七〇メートル。全部で十八の鐘楼はほとんど完成し、教会の会堂とは似てもつかず、まるで怪物の首が大空に背伸びしているようだ。表と裏の会堂への入り口と天井はほぼ完成しているが、内部構造は未完成のところが多く、作業が進行中。鐘楼の一つにはエレベーターで上まで昇れるようになっている。私は、なぜか真っ先に鐘楼を昇りたいという衝動に駆られた。その時の体験を一度文章にした。

「塔の上に昇り、エレベーターから足を踏み出した途端、私は恐ろしい体験に襲われた。

足がすくみ、硬直して動けなくなった。私は高所恐怖症なのだ。と、そのとき、ここはかつて夢の中で来たことがあるファミリアな（〝親しい〟〝なじみがある〟〝家族〟などといった意味の英語の語源であるラテン語）場所である気がした。

そう感じた瞬間に、私の心と足がリラックスしてきた。そして、〝あなたは、今、立つべきところに立っている。よく外を、遠くを見るがよい。そして、足もとを見よ！〟という内なる声を聴いた。

私は、人生の転換期をこの時点で迎え、新しい道に歩み出す決断を迫られていた。その道を選択するにあたり、希望と共に不安も感じながらスペインに旅立ったのである。

この鐘楼の上での体験は、自分の人生の新しい旅立ちを〝神〟が祝福しているという確信に私を導いてくれた。〝あなたが歩んできたこれまでの人生の旅で体験してきたこと、そこから学んできたことのすべてが、これからの旅への備えであったのだ。そのすべてを、あなたが生まれた時に与えられたこの世での使命を果たすのに必要な知恵とし、エネルギーとして新しい人生に旅立つがよい〟。

私の心は安らぎ、魂は平安に満たされた。そして、これからの人生を自分が本当に求めている生き方で歩む決断に導かれたのである」（『「本当にやりたいこと」を見つける本』

ダイヤモンド社）

この時に、私は自分の〝バース（誕生）・ヴィジョン〟（この世に生まれてきた自分の使命感）を果たす役割を演じている自分の〝イメージ〟を見た。これまでに、私は、人生の曲がり角に立った時に、よく高さを伴う夢を見た。高いところに立ち、広がる視界。そのヴィジョン（視野、夢、目標）に導かれて、自分の果たすべき使命感を改めて確信し、そこに立ち返るように努めてきた。鮭が新しい命を産むために、自分が生まれた川に戻っていくように、私たち人間も人生の最後の仕事を果たすために、バース・ヴィジョンにいつか目覚めさせられるのかもしれない。

こうして、私は、自分の人生の最後（？）の仕事を仕上げるために、新しい人生の旅立ちを始めた。その旅先には、いくつもの奇跡（不思議——ワンダフルな出来事）が待っていた。ルルドでの、長年引きずっていた心の傷の癒し。その出来事については、すでに第1章において綴った。そして、人生のパートナーとの出会いと再婚という、私の人生における最大の出来事。それは、あえて不遜な言い方をすれば、まさに自己愛と他者愛の統合という奇跡（ワンダフル――不思議に満ちた体験）としか表現できない体験であり、また、それは、私への新たなチャレンジとなった。

だが、私はあえて言う。人間は、すべて（例外は常にあるが）男女の愛し合う営みの賜物としてこの世に生を受け、多くの人々の愛のケアを受けて成長してきたのだから。つまり、短絡的、総括的な表現だが、愛の体験のすべてが愛を学び、愛の人に成るためのものであったと考えられる。ゆえに、私に「あなたの人生の目的は何か」と問われるならば、私は臆せず答えるだろう。「愛の人に成ることにある」と。

先にも述べたように、人間は、人生の途上においていつの日か、自分を見つめ、人生を振り返り、〝自分はどこから来て、どこへ行くのか、自分は何者なのか？〟と問い、魂の疼きを感ずる時がある。そのような体験は、まさに人間がスピリチュアルな存在であることの証なのだと思う。そして、そのすべての人間に宿るスピリチュアルな〝いのち〟は、宝石の原石のように、磨かれ、それに光が与えられることによって、光り輝いた自分の個性的な人生を生きることが可能になるのだと思う。

このように考える私は、〝自分はどこから来て、どこへ行くのか、自分は何者なのか？〟と問うと共に、〝自分は何に成るのか？〟と問わねばならない。〝何に成る〟ことを望み、その願望を果たすためにどのように主体的に自分の人生を生きようとしているのか、と。

ところで、〝愛の人〟に成る営みというその業を、どこまで私は果たすことができるのだろうかと自問すると、自信はまったくない。私たちは、皆不完全な人間なのだ。この世の生命を終えるまで愛を学び、愛の人に成る学習を続けなければならない存在ではないか。

そして、その未完成なままの人間が、この世の生命を終える時に、そこには何が待っているのだろうか。神の裁きか、それとも赦しと受容か？　多くの宗教家は、人生の終わりには「神」の裁きが待っている、と説く。ゆえに、生前において神の赦し、魂の救済を求める必要性を訴える。「神」の愛を信じ、救済を受け入れる者のすべての罪は赦され、天国に、極楽浄土に行くと説く。あるいは善行を重ね、他者への愛に生きよ、と。こういった信仰、もしくは、善行によって義とされる体験のない者は、神の裁きを受けて地獄に落ちる、と。

私は、このような「神」の裁きではなく「神」の赦しと受容を信じる。自己を愛する〝愛の人〟、そして、他者を、自分を愛するように愛することができる〝愛の人〟に成るための、この世での仕事を未完成のまま終えて、この世の生命に別れを告げるその時に……。

宗教のパワー、その正と負

この春（二〇〇六年）、再び、「癒しとスピリチュアル・ケアの研修ツアー」の一行と共にルルドを訪ねた。その帰路に、再度バルセロナのサグラダ・ファミリアを訪ねる機会を得た。

今回は、鐘楼に上がるのを止め、地下の資料展示場をまず見ることにした。そこには、ガウディとサグラダ・ファミリアとの関わり、会堂の各部分の設計の下図などが展示されている。植物や動物の鋭い観察に基づく自然幾何学の法則に従って会堂の構造が成り立っていることを知り、ガウディの発想の偉大さに深い感銘を受けた。

なるほど、会堂の内部を下から見上げると、礼拝堂という構造物の内部にいるという感じよりも、大きな森の中に佇んでいるような奇妙な感覚だが、それが決して不自然さを感じないのだ。何枚もの大きな椰子の葉のような形をした柱を見上げる。その柱の隅々から光が取り入れられる構造。まるで、深く、高い森の中で木漏れ日を浴びているような錯覚を感じる。こういった自然の強烈な光と、その光が生み出す深い影のコントラストを造り出す巧妙な構造に、私は驚愕。そこに、人間の善と悪、正と負の生き方のコントラストを鮮やかに描き出す効果を感じ取った時、私は立ちすくんだ。

こういった、光と影の鋭いコントラストを生み出すスペースに佇む時に、見失っていた自分、隠されていた自分が照らし出され、その自分との対話を迫られる。

私は、この時、宗教の意味と価値を改めて想いめぐらしていた。宗教が持つ人間救済のパワー、と同時に人間性を否定する魔力。この宗教が人間に与える正と負の影響に想いを馳せた。私は、この怪奇な生き物のようなサグラダ・ファミリアの会堂と、城のように構え、整然とその様相を整えたバチカンの聖ペトロ寺院の巨大なゴシック建築の会堂を対比しながら、ガウディはどんな意図とモチーフをもってこの会堂の構造をイメージしたのかを想像した。そこに隠されたメッセージを読み取ることを試みた。

ガウディは、宗教改革以前の腐敗したローマ・カトリック教会のシンボルをあの聖ペトロ寺院に見たのだろうか。それに対するアンチテーゼとしてのサグラダ・ファミリアの構造を考案したのか。あるいは、特に、中世から現代（百年前の当時はもちろん、それ以後も）に到るまで争いを続けている、イデオロギー闘争の具と化したキリスト教会への新たな抵抗の意図の象徴的表現なのか。ガウディの意中ははかり知れない。

いずれにせよ、この光と影を巧妙に取り入れた会堂の内部に佇むと、自然に還り、自然と共に生きる世界への誘いを、私は感じる。と同時に、この世のすべての生命の根源としての〝いのち〟の存在を想う。それは、人間が作ったすべての宗教や宗派を超えたもろもろの「神々」の上に座す〝サムシング・グレート〟な〝存在〟（言葉や概念による制約を受けない存在）と表現すべきものかもしれない。そして、その、すべての生命の根源にある〝いのち〟、父性と母性を具した〝いのち〟がもたらした人間との接点としての働きをするのが、すべての人間に宿る〝スピリチュアリティ〟ではないかと思う。この、人間誰しもの心に宿るスピリチュアリティで結ばれた大きな家族。それこそが「聖なる家族」ではないか、と……。

こういった思索に浸り、私という小さな存在が大きな「聖家族」の一員として包容されているという想いに到った時に、その大きな絆による連帯感に深い安らぎと希望に満たされ、感動の涙を禁じえなかった。

そもそも、人間が作り出した宗教（religion ――ラテン語の語源は、分裂しているものを再び結び合わせる、橋渡しをするという意味）とは、いったい、なんなのだろうか。その使命は、その機能は？　憎しみ、排除、分裂、闘争をもたらすものであってはならないのは論を待たない。寛容、愛、調和、和合、安らぎをもたらすもののみ、宗教という名にふさわしいものではないか。

宗教は、それがなんであれ、決して人間に君臨し、支配するような「神」や「王」を作ってはならないのだ。「神」や「王」を生み出す宗教は必然的に排他的になってしまうからだ。他を排除するか、他から排除されるかといった宿命を避けることはできない。そして、「真理」と「正義」の主張のために、その名に隠れて、「正義」に反するものを排除する争いを正当化するイデオロギー闘争をもたらしてしまう。さらに、その「真理」に反する行為のアイロニーに盲目になり、目を閉じ、口を閉ざしてしまう。

今日、世界の隅々に生じている民族、人種、宗教、宗派、階級間の差別（性の差別も）と排除の争いがもたらす悲惨な出来事に想いを馳せる時に、そこに潜む宗教の暴力と魔力の恐ろしさを、改めて想う。

宗教本来の使命である〝人間救済〟を可能にする途を、私たちは、私は、何に、どのように求めたらよいのだろうか？　改めて、私自身に課せられた使命を思いめぐらせられる。私に課せられた使命は何か、と。

それは、これまでにいくたびも述べてきたように、〝愛の人に成る〟という私自身のバース・ヴィジョンの達成にある。私が信ずる父性と母性を具したサムシング・グレートな存在を私の生の機軸として、それに支えられ、守られ、この世に生きる「聖なる家族」の一員として、人々に平和と安らぎをもたらす器、分裂を統合し、調和をもたらす役割を果たす一つの器になることだと思う。

とはいえ、たとえ、どんなに崇高なヴィジョンを掲げても、所詮、私は不完全な人間である。完璧にその責任を果たせるなどといった妄想にすがるほど、私は愚かではない。この世での、私に託された仕事を未完成のまま終えてこの世を去る時はやがて来る。その時に、私は何処へ行くのだろうか？　それは、大きな〝いのち〟の源に還る新たな旅立ちになるのだと思う。長い、長い虚空への旅立ち……。未完の仕事を、この世において私と関わった聖なる家族に託し、虚空での新たな仕事に携わるために……。

ところで、サグラダ・ファミリアを訪れる人は年間五百万人を超えるという。未完成の建造物に、なぜこんなに多くの人が興味を抱き、訪れてくるのだろうか。不思議なことだ。それは、未完成なりに何か魅せられるものがあるからにちがいない。あるいは、完成を目指して創り続けること自体に、その創造の営みに関わることに、そして、そのプロセス自体に深い意味があることを感じ取れるからかもしれない。

〝傷ついた癒し人〟──ヴァルネラブルな生き方

私は、年齢からいえば〝初老〟とはいえない。すでに、人生の〝晩秋〟を迎えた歳である。しかし、私の精神年齢はまだ〝青年〟。未熟であり、まだ学ぶべきことは多々ある。取り組んでいる人生の仕事のすべてを完成することは望めないにしても、さらなる学習と努力を重ね、サムエル・ウルマンが「青春の詩」に描いているような「夢を追い、理想を失なわず、情熱に燃え」、〝生涯現役〟〝死ぬまで青春〟であり続けたいと望んでいる。

ルルドでの癒しと、赦しと、再生を体験した今、私は先にも述べたように、私のバース・ヴィジョンの達成を目指して、これからの人生を歩む新たな決意を固めている。〝傷ついた癒し人〟（自らの傷の癒しの体験を通して、他者への癒し人に成りうるという概念。自分のヴァルネラビリティ──vulnerability──弱さを受容できる者）として、さらに〝愛の人に成る〟という人生の課題を達成するために……。

思うに、この〝愛する人に成る〟過程は、結局は〝愛される人に成る〟（他者に受容される）過程でもある。ゆえに、私は、他者を愛し、他者に愛される営みに生きる幸せに浸る日々を歩みたいと念じている。

人間は、人々の優しい愛に包まれ、ケアされる関係に深い安らぎと幸せな思いに導かれる。それが人間、常に他者との間でつながって生きているのが人間なのだから。そのような関係性が希薄になってしまった今日の社会の病理性を癒す手立てを、今、人々は求めているのではないだろうか。

このような認識に導かれた私たちは、ＴＬＣ（Tender Loving Care）という概念の普及をこれからの人生の仕事の大事なテーマとして選ぶことにした。

ＴＬＣとはなにか？

Tender（優しさ）――自分と、他人と、環境に優しく、
Loving（愛する）――愛をもって関わり、
Care（ケア）――ホリスティック（全人的、心身ともに、人間としてトータル）にケアする、
といった価値観、生き方を意味する概念。

優しさ――強靭な人にこそ宿る。

〝優しさ〟は、個人の人格や個性を尊重、理解、受容、共感し、

〝優しさ〟は、態度、言動によって他者に示される。

〝優しさ〟は、自分、他者、自然に対する敬意、感謝の表現。

愛する――単なる観念的な〝愛〟ではなく、〝愛する〟という行為。

〝愛する〟とは、相手に示す態度であり、具体的に表現される行動。

ケア――人間はホリスティックな存在であり、ホリスティックなケアを必要とする。フィジカル、メンタル、ソーシャル、スピリチュアル、いずれのケアも欠かせない。


このようなＴＬＣが、現代の私たちの社会に希薄になっていることが、昨今の社会のさまざまな病理現象の根底にあるという認識に基づいて、私たちは、まずＴＬＣ研究会をスタートした。ＴＬＣの概念が広く理解され、実践されることを目指して、いくつかの試みを始めた。（このＴＬＣの概念に導かれた経緯や、実践の手法については、パートナーとの共著にゆずることにしよう（『ほんとうの〝幸せ〟を手に入れる本――Tender Loving Care』インデックス・コミュニケーションズ）。

〝晩秋〟の生き方の三つの問い

私たちの人生の営みも、いつかは終焉の時を迎える。この世の人生の生命には限界があり、それを避けることはできない。そして、人間は、その人生の終焉を感知した時に、あの普遍的な問いかけを聴くのではないだろうか。「我々はいずこより来たるや、我々は何者なるや、我々はいずこに行くや?」と。そして、その答えを模索するのだ。

著名な現代の経営学者であるP・F・ドラッカーも例外ではない。人生の晩秋を迎え、自らの老年の生き方を語った彼の文章に出会った。ドラッカーが若かりし頃、父親と、有名な経済学者のシュンペーター(ハーバード大学教授)を訪ねた時のことを回顧し、綴った文章である(『プロフェッショナルの条件』ダイヤモンド社)。

……突然、父はにこにこしながら、「ジョセフ、自分が何によって知られたいか、今でも考えることがあるかね?」と聞いた。シュンペーターは大きな声で笑った。というのは、三十歳頃、「ヨーロッパ一の美人を愛人にし、ヨーロッパ一の馬術家として、そして、おそらくは、世界一の経済学者として知られたい」と言ったことで有名だったからである。

彼は答えた。「その質問は今でも、私には大切だ。でも、昔とは考えが変わった。今は一人でも多く優秀な学生を一流の経済学者に育てた教師として知られたい」。……父の顔に浮かんだ怪訝な表情を見たにちがいない。……「アドルフ、私も本や理論で名を残すだけでは満足できない歳になった。人を変えることができなかったら、何にも変えたことにはならないから」と続けたからである。……彼はその五日後に亡くなった。……私はこの会話から三つのことを学んだ。

一つは、人は何によって人に知られたいかを自問しなければならないということである。二つ目は、その問いに対する答えは、歳をとるにつれ変わっていかなければならないのである。三つ目は、本当に知られるに値することは人を素晴らしい人に変えること。

人生における使命を果たすための自分に課せられた課題を考える時に、この話は、非常に重要な示唆に富んでいる。

さて、私はどうなのかと考えてみよう。このドラッカー流の言い方を借りて言うと、私が、人生のこの時点で心がけていることは、次の三つ。

（一）私は、これまで、何によって人に知られたかを振り返る。
（二）私は、これから、何によって人に知られたいか。
（三）そのために、私は、これから、どのように生きるのか。

私は、七十五歳になった三年前に、「新老人の会」の会員になった。この会は日野原重明先生の発意によって作られた会である。七十五歳になったら会員になれる（それまでは、賛助会員として入れる）。新しいことにチャレンジし、学習を続け、これまでの人生の経験を生かして社会に貢献する。それが健康に長生きできることにもなるという理念に基づいたものだ。高齢者に関するさまざまな問題を抱えた現代に生きる私たちに対する、チャレンジである。

その、チャレンジに応え、私はこれからも、私のバース・ヴィジョンを達成するための活動をさらに活発に続ける決意を改めて固めている。そして、これまで以上にその活動を通して人々に〝知られる〟ことになる。もちろん、これまでの私の働きを通して、私の知らないところで〝私を知っている〟人も、きっと多くいるにちがいない。でも、実際のところは、それらの人たちにどういう影響を与えてきたかは私にはわからない。それは、〝神〟のみ知ることなのだ。

二〇〇五年の秋、私は日野原重明先生が率いる三回目の「スピリチュアル・ケアの体験による研修ツアー」の一行とともにアテネを訪ねた。アクロポリスの丘の上に立つ、パルテノンの神殿の遺跡に踏み入った時に、柱の上に立つ彫刻群を見上げながら、先のドラッカーの本の中に紹介されていた、もう一つの話を想い起こしていた。

彫刻家フェイディアスにまつわる話だ。紀元前四四〇年頃、彼は依頼に応え彫刻を完成した。彼は、アテネの当事者に請求書を送ったが、支払いを断られたのだ。「彫像の背中が見えない。誰にも見えない部分まで彫って、請求してくるとは何ごとか」と。それに対して、フェイディアスは「そんなことはない。神々が見ている！」と答えたという。

ドラッカーは、この話に心を打たれたと述べている。なるほど！　私も、この話に深い感銘を受けた。彼は、こう綴っている。

「今日に到るも、私は到底そのような域には達していない。むしろ、神々に気づかれたくないことをたくさんしてきた。しかし私は、神々しか見ていなくとも、完全を求めていかなければならないということを、そのとき以来、肝に銘じている」

さらに、ドラッカーは、「あなたの本の中で最高のものはどれか」と聞かれる時に、「次の作品ですと本気で言っている」と言う。さすがだ！　現に彼が書いた本はほとんど、ベストセラーなのだ！

さて、それに比べて、私の手による著書はこれが最高のものと公言できるものは、残念だが一つもない。本書も例外ではない。きっと、これからも、私は未完成なものを書きつづけることになるにちがいない。でも、私は、未完成の仕事、未完全な人生のままでも良しとする「神々」に見られていると、自分に言い聞かせ、安らぎを感じる……。

私は、フェイディアスでも、ガウディでも、ドラッカーでもなく、〝私は私〟という〝存在〟なのだから。神々に見守られながら、私に託された私の仕事の（たとえ、それが未完成で終わったとしても）達成を目指し、できる限りのベストを尽して自分の人生を生きればよいのだ。このような考えを、卑怯者の逃げ口上と言うか、現実の受容と言うか、それは読者の判断に委ねよう。

最後に、ルルドへの「癒しとスピリチュアル・ケアの研修ツアー」に同行された、一人の女性の一遍の詩をもって閉じよう。知的障害者の施設で働く日々の体験の中で綴った詩画集『君と』の一節に、私の魂は共鳴した。含蓄ゆたかな詩だ。

私はパズル

私という

宇宙から見たパズルの一片に
触れてくるものすべて
意味があって、出会う。

人も　言葉も　景色も。

だから
その　触れてくるものに
今の私の、できる限りの最善を差し出したい。

いつか私が空の上に行った時
後悔しないように……。

（『君と——angel book』武井美奈子）

愛、死生観、ヴァルネラビリティ
——ホリスティックな人間への架け橋

太田 堊

或る、愛の原風景

ここに一冊の画集がある。一九九〇年に東京・池袋で開催されたアメリカの画家ポール・デイヴィスのポスター展の図録である。

この展覧会で、ひときわ私の心を締め付けた作品がある。『灰（Ashes）』と題された、ポールの一九七七年の作品である。

縦位置の構図。くしゃくしゃの包帯のようなシーツにくるまれた女性は静かに眠っている。しかし、絵の下部に描かれた男性（おそらく、ベッドに腰掛けているのであろう）の表情は、まるで機械仕掛けの人形のように、限りない虚無を示している。

この作品は、子どもを作ろうとして得られない男女の物語を描いた『灰（Ashes）』という芝居のために作成されたポスターなのである。

展覧会を観た当時、私は十代後半の年頃であったが、この一枚のポスターからにじみ出る男女の関係の生々しさと痛ましさを、何とも言えない気持ちで感覚したことを記憶している。

ほとんど、セックスにまつわる原風景（そう、誰かの悲劇的な性交を覗き見してしまったのだ）とも言えるこのポスターから、当時の私はさまざまな想像をふくらませた。無論『灰（Ashes）』という芝居を観たことはないし、図録の説明にも「子どもを作ろうと空しい努力をする二人の物語」とあるのだから、それ以上の意味を見出すことはナンセンスにはちがいないのだが、私には、このポスターに別の意味を探していた。

躯とは裏腹に交わらない男女。二人の間にあるのは薄いシーツたった一枚なのに、そこには埋まらない隔たりが、女性とともに横たわっている。子どもに恵まれない二人。いや、もしかしたらこの男性は性機能が不全なのかもしれない。あるいは、男女のどちらか、もしくは双方が同性愛の可能性もある。男女のどちらかに、消せない別の愛の灯があって、それが二人を分かつのかもしれない。

事実は、目の前のポスター一つしかないが、解釈は無限に広がる。このポスターが描かれた一九七七年のアメリカ。そして日本。やがて訪れる高度に性愛化された社会。男女の社会的立場や価値観、夫婦関係や性についての言説の多様化。そして少子化社会への移行。

利己愛と自己愛――自己愛のルネッサンス

こうした性愛にまつわる価値観や言説の多様化が、世の中を前進させたか退化させたかその議論は措くとして、少なくともその多様化は対他的な愛のヴァリエーションを数多生み出したが、それに目を向けさせることばかりを促して肝心なことを置き去りにさせてしまったような気がしてならない。

つまり、愛の主体たる自己へ向けられるべき愛が不足しているのだ。第3章の拙文と重ね合わせてこの問題をさらに掘り下げれば、こう述べることができるだろう。

つまり、愛を向ける対象や愛の表現／実現方法が多様化したことは、一つには他者への愛の向け方が多様化したことであり、また一方で、他者への愛を通じて自己の幸福を獲得する選択肢が増えたことであり、これは自己への愛の追究と言うよりは、幸福幻想への徹底的な追従にほかならない。

今こそ求められるのは、幸福幻想に縛られた功利的自己愛ではない自己愛なのではないだろうか。さまざまな意味で誤解を招くのは本意ではないが、これからは自己愛が人間関係の恢復《かいふく》の鍵を握ってくるのではないだろうかと考えている。もちろん、私の考えている自己愛とは、利己や自分本位の自己中心的なあり方ではなく、文字通り自分自身を愛する、という意味での自己愛である。

かつて研究室時代の友人が「それはナルシシズムだよ」と私をからかったのも、今では懐かしい思い出だが、それはもちろん戯れで議論し合った席でのことだ。しかし、そのときから真剣に、自己を慈しみ、愛おしみ、尊ぶことの力を考えていた。私のいう自己愛は、無論ナルシシズムと同義ではない。

また特に気をつけておきたいのは、自己愛性人格障害との混同であるが、私の考えている自己愛がこれと同義でないことは、リアルな人生をこそ〝幸福な人生〟の上位に据えていることで理解していただけるものと思う。また、実際自己愛性人格障害についても、他の人格障害と同じように、病理学上の定義はあっても、〝よい自己愛〟と〝障害たる自己愛〟の境界を形成する要因自体は実に曖昧で、実際には明瞭でないのではないか、というのが私の立場だ。

そのような状況下では、自己愛性人格障害を批判する人は、主観的に、あるいは都合のよいように、対象の自己愛傾向を障害かそうでないか自由に決定することができるし、それはまた、そういう人自身が、この批判行為によって自己愛性人格障害にからめとられる可能性があることでもある。

さて、キリスト教は「隣人を愛せ」といい、自己愛は〝ラ・ロシュフコー公爵フランソワ六世のアムール・プロプル〟として風刺されるべきものとされてきた。そして確かに、現代では他者へのヴァリエーション豊かな愛を通じて、自己を利するための自己愛、自己の幸福を求めるための、なりふり構わぬ自己愛は強まった。このナルシシズム的自己愛は、いまやいくらでも目にすることができる。これは結局〝利己愛〟であって、私の思い描く自己愛では断じてない。そして、〝利己愛〟からは、自らを慈しむ本当の自己愛は出てこない。

しかしいったい、他者を愛する主体たる自己が、自身への愛に溢れていなくてどうするのだろう。そんな、自分にすら愛されない自己が他者を愛して何になるだろう。これでは、愛される他者も迷惑というものだ。

愛に対する価値観やイメージ、愛への審美眼を研ぎ澄ましていくと、人は対象に対して妥協できなくなる。対象についての好もしくない部分、許せない部分ばかりが目にとまり、やがて、人はより自分に近いもの、つまり同一性の高いものを欲し、選び、愛するようになる。その結果、人はナルシシズムに向かう。ナルシシズムは、閉じた世界に居ながらにして、己の欲することを実現するために手段を選ばない〝利己愛〟へ到る近道である。

自己愛は、結局ナルシシズム、つまりは己の鏡である同一性への歪曲した愛情へとしか辿り着けないのであろうか。自己愛が、この〝批判されるべき自己愛〟に堕せば、それはバジル・ホールワード画伯の描く肖像画になってしまう。描かれた彼、つまりグレイ氏が最後に見出すのは、醜く、死相を帯びてひからびた自画像だけだ。

ここで道徳を説くつもりは毛頭ない（むしろ、それはかえって避けたい）が、私が期待を寄せる自己愛とは畢竟、己を律すること、自己をしかるべき美意識に嵌《は》めて、たえずそれからはみ出さぬか自身を検《あらた》め続けることの言い換えにほかならない。

そして、自己を慈しみ、自律して足るを知るこの美しい人は、〝愛してやまない自分〟を汚さぬがために、孤高に他者と共生し合うことを選べる賢者でもある。真に自己愛に満ちた者同士の遭遇に、ディスコミュニケーションは生じえないのではないだろうか。

前提段階で否定されそうな自己愛をいったん受容して考え直してみれば、膠着状態にある人間関係に、一筋の光明を投げかけるかもしれないと夢想してみるのだ。

「やり直せる」が「取り返しのつかない」人生

ところで、これはよく混同されがちなことであるが、「やり直せる」ということと「取り返しがつく」ということとは違う。人は確かに、何度でも「やり直せる」が、一度起きたことは「取り返しがつかない」。この二つはまったく異なる意味を持ちながらしかし、都合よく前向きに解釈されることで往々にして同一に扱われがちだ。

「やり直す」ということは、いわば軌道修正だ。あるタイミングを再度始点として、新たに進む、あるいは退くことである。「やり直し」は、それまでのすべてを引き受けたうえで、文字通り一から「やり直す」ことである。

人は、その一生で幾度となく「やり直し」を迫られ、軌道修正しながらその命を全うしていく。生きるということは、軌道修正の積み重ねにほかならない。

しかし、「やり直せる」ということと「取り返しがつく」ということは同じではない。

ここで仮に人生（life）を〈ℓ〉と表記しよう。「やり直し」の人生〈ℓ〉は、〈ℓ′〉の生き方である。先にも述べたように、重ねてきた〈ℓ〉を引き継いで、分岐点を境にそれまでと別の道を往くことである（そう、それがそれまでとまったく別の生き方であったとしても〈ℓ〉のヴァリエーションとしての〈ℓ′〉なのだ。断じて別の人生になるわけではない)。

一方で「取り返しがつく」ということは、〈ℓ〉をゼロに戻して再び〈ℓ〉を生きることである。ゲームであればこれは可能だが、人生においては不可能だ。

だからして人間は、「やり直せる」が「取り返しがつかない」命を生きねばならない。逆に言えば、人の一生は「取り返しがつかない」が「やり直す」ことはできる、ということでもあるが、こう表現することであまり気楽な解釈を助長したくはない。ことはそう楽観的ではないのだ。

「取り返しがつかない」ということにもう少しこだわってみよう。人は、無責任な善意から「人生で取り返しがつかないことなどないのだ」とよく口にするが、実際には、この身に起こるすべてのことは「取り返しがつかない」。すべての出来事は一回性の事実である。

裏を返せば、よい出来事も、一度しかないからこそ貴重な価値を持ってくるとも言える。あの日、あの時感じた悦びや楽しさ、誰かがくれた一言や濃《こま》やかな気遣いが、唯一無二の存在感を持って、その一生の中に意味を宿して輝きを放つのだ。

すべての事象は一回性のものである。〝その事実〟は生涯一度きり。修正も取り返しも、再注文もできない。事実(fact)を〈f〉と表記すれば、〈f〉は〈1f〉、〈2f〉…〈∞f〉

と、無限大に積み重ねられるが、〈f′〉は存在し得ない（あるとすれば、やり直された〈f〉ではなく、解釈された〈f′〉である）。そこを取り違えると、望まざるにもかかわらず人は、取り返しのつかない過ちや失敗を繰り返すことになる。

　人はなぜ、「やり直し」できるということと「取り返しがつく」ということを混同するのであろう。人はなぜ、「取り返しがつかない」ことを「やり直し」で「取り返せる」と誤解するのであろう。人は、我々は、なぜ「取り返しがつく」と考えてしまうのであろうか。それは、頼りない一つのファンタジーに寄りすがっているからにほかならない。そのファンタジーとは、「保存」という発想／概念である。

保存行為への欲望

　冷凍庫、サランラップ、手柄話、フォトアルバム、指輪、ハードディスクにCD－ROM。人は、事物を記録し保存する媒体に事欠かない。壁画を描き、不老長寿の秘薬を探し求めた古代から人は、「保存」することに膨大な情熱を捧げてきた。よく考えれば、そもそも「保存」という概念／行為自体が背徳的なのだが、確かに、今ここにある素晴らしいこと／素晴らしくないことを、好きな時に、好きな場所で、もう一度再現できることほど好都合なことはない。もしそれができるなら、誰だってそうしたいと願うだろう。しかし、現実の生においては、それは叶わぬ夢だ。

一回性の事実の保存は断じて不可能なのだ。事実は刹那ごとに更新されていくし、同じ状態／意味／鮮度で保存されることはあり得ない。

しかし人は、「自分が望む状態」からいつでも再始動できると思っている。いや、そう思いたがっている。

「自分が望む状態」を保存し、そこから今までを生き、その途中に不都合が生じれば、先の状態からいつでも「やり直せる」と思っているのだ。しかり、「やり直せる」にはちがいないが、その不都合は消去できない。「取り返しがつかない」のだ。

「やり直せる」ということと「取り返しがつく」ということを同じと誤認する人は、ここで間違いを、あるいは確信犯的に犯している。つまり、保存した状態から今この瞬間までの間に起こったことは、保存状態から「やり直した」時には、同時にゼロに戻ると勘違いしているのだ。だから人は、「やり直せる」ということと「取り返しがつく」ということを混同しているのである。

安全地帯と保険、それに好都合を携えて生きられる人生など、等しく公平に存在しないのだ。人はただ、叶わぬ〝保存への試み〟を重ねているにすぎない。

屈折した前向きを脱し、自己を慈しむ

人の一生は「取り返しがつかない」。そしてもちろん、「保存もできない」。軌道修正はできても、起きた事実をなかったことにすることはできない。だからこそ、自己愛が求められてくる。「取り返しのつかない」人生だからこそ、「取り返しのつかない」ことを回避し、本当の意味で自己を大切にしなくてはならない。今の自分を愛し、一瞬を愛おしんで、自己愛に生きなければならない。

もちろん、起こってしまったことは仕方がない（そう、かのラインホルト・ニーバーの『平安の祈り』に倣うならば、「起きてしまったことを受け入れる落ち着きを!!」なのである）が、「過去には縛られない」と嘯《うそぶ》いて同じ過ちを繰り返す、屈折した前向きで生きるのではなく、その過ちから軌道修正して、自己を大切にしながら生きなければならない。

人生を幸福にすることに躍起になるより、その主人公である自分自身を、真の意味において大切にすることを選ぶべきなのだ。

ヴァルネラブルということ——マーヴィン・ゲイとともに泣く

さてしかし、どんなに自己を愛おしみ、慈しんで、一瞬一瞬を大切に生き、その〝愛してやまない自分〟同士が、己の美しさを汚さぬがために、孤高に他者と共生し合って、リアルな人生（願わくは、結果的に幸多き人生）を生きたとしても、一瞬は重なれば永劫となり、永劫はやがて生命の終焉へとつながっていく。

あれは二〇〇三年のことであったろうか、ベルギーが生んだ英雄の一人で、ジプシー・スタイルのジャズ（マヌーシュ）の神様と呼ばれ、国内外のミュージシャンやファンに今なお尊敬されるジャンゴ・ラインハルトの没後五十年記念のイベントの調整に私は関与していた。その際、寛大なるベルギー王国ならびにベルギー大使閣下のお招きで出席したベルギー大使邸での演奏会で出会い、以来交遊を続けている才能あるクラシック・ギタリストのボリス・ガケール氏の作品のタイトルの一つに『カルペ・ディエム（Carpe Diem）』というものがある。

これは、古代ローマの詩人ホラティウス『歌集』第1巻第11歌より採られたラテン語の格言で、直訳すれば「（その）日を摘め」、という意味である（映画『今を生きる』、このタイトルこそ『カルペ・ディエム』の意訳にほかならない）。短い言葉に込められた意味は深長ではかり知れないが、同じローマの格言に、「モルス・ケルタ、ホーラ・インケルタ（Mors certa, hora incerta 死ぬのは確実、いつ死ぬかは不確実）」というのがある以上、その流れから類推すれば、「モルス・ケルタ、ホーラ・インケルタ」ゆえに、「カルペ・ディエム」なのではないだろうか。ボリス氏がなぜこの「カルペ・ディエム」をタイトルに選んだか後に聞いてみたところ、「まさにその言葉の意味する通り以外に特別な意図はないが、個人的な（＝ボリス氏自身の）〝音楽的旅路〟の中での必然性に依って名づけた」と言っていた。

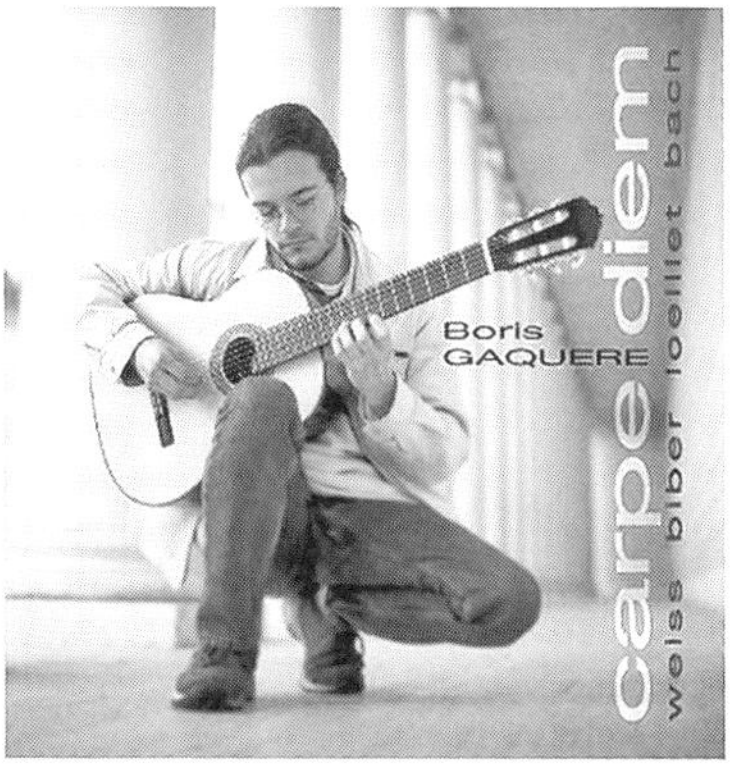

ベルギーの稀有なギタリスト、ボリス・ガケール氏の『Carpe Diem』ジャケット

「カルペ・ディエム」、あるいは「モルス・ケルタ、ホーラ・インケルタ」と聞いて誰もが思い出す、より有名なラテン語の諺に、「メメント・モリ（Memento Mori 死を覚えよ）というのがある。Mementoとは英語のMemoriseであり、Moriは、既出のMorsと語源を同じくする〝死〟を意味する。言うまでもなくこの諺もまた、命に限りがあることを覚えて

おくよう警告する意味を持ち、それは命ある日々を摘むことの重要性を逆説的に説いている。

人間を点で診る西洋医学への限界から、人間を全体で丸ごと診ていくホリスティック（全人的）医療を日本で実践する魁《さきがけ》となった帯津良一氏は近藤氏の喜寿の祝いの講演で、「ホリスティック医療で求められる人間像はヴァルネラブル（Vulnerable）で、パワフル（Powerful）で、メメント・モリ（Memento Mori）な人」と発言された。

「死生観のないスタッフは、死と向き合う患者の目線に立てない」と話す帯津氏は自身の死生観を「死とは虚空へ旅立ち」と形容されるが、先の講演の中での言葉に含まれる「ヴァルネラブルで、パワフルで、メメント・モリな人」という人間像は、単にホリスティック医療に携わる人のみならず、〝虚空へ旅立つ人すべて〟、つまりはすべての人間の一つの理想像と言えるかもしれない。

パワフルな人とは、字義通り力強くタフな人のことである。メメント・モリな人とは、つまり死の存在を意識した生き方のできる人であり、今ある生を精一杯生きられる人のことである。今ひとつのヴァルネラブルな人、とはどのような人であろう。

ヴァルネラブルという言葉自体が日本人にはなじみが薄いかもしれない。ちなみに帯津氏は「弱々しいこと、相手の目線まで下がっていくこと」と表現しており、もって「ヴァルネラブルでパワフルという両立が難しい」と述べていたが、私はこのヴァルネラブルという言葉を、別の形で何年も前から知っていたし、またその意味も、同じく別の形で深く理解していた。

その別の形とは、R&B／ソウル・ミュージックのマエストロ、マーヴィン・ゲイの音楽からである。

マーヴィン・ゲイは、およそ〝女〟と名のつくものすべてにその音楽活動をインスパイアされた（音楽の神・ミューズも女神ではないか）が、同時に〝女〟と名のつくすべての存在にその人生を左右された。

息子を溺愛する過保護な母親アルバータ、気が強く野心的だがマーヴィンのデリカシーを理解しない年上の世話焼き女房アンナ、幼く、マーヴィン自身の猜疑心と嫉妬心を煽るばかりの二人目の妻ジャニス・ハンター、マーヴィンの胸の中で死んで〝遠い恋人（Distant Lover）〟となったタミー・テレル、常にモータウン（レコード会社）内でのスターとしてのプライドとエゴを競い合ったダイアナ・ロス、マーヴィンをセックス・シンボルとしてのオブセッションに駆り立てる女性ファンたち、そしてエイプリル・フールの日に我が子マーヴィンを銃殺した女装趣味の実父。

これらの〝女〟たちに、その人生を波乱に満ちたものにされながらしかし、一般的な認識においては〝女性の永遠の恋人〟とされることで、マーヴィン自身が矛盾と皮肉を体現していたのだ。

そのマーヴィン・ゲイのアルバムに、その名も『ヴァルネラブル（Vulnerable）』という一枚がある。いわゆるマーヴィンの代表的なヒット・アルバムではないが、マーヴィンらしい、という点では重要な一枚である。事実、十年近い歳月をその制作に充てている。

モノクロで統一された色調に、およそセックス・シンボルや大スターらしからぬ陰鬱な表情を浮かべたマーヴィンの、苦渋に満ちた顔が大写しになったジャケット。

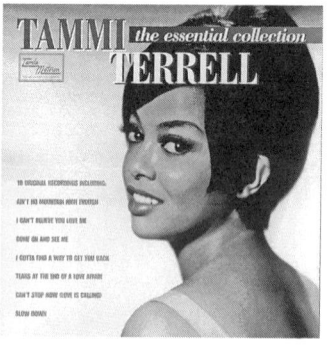

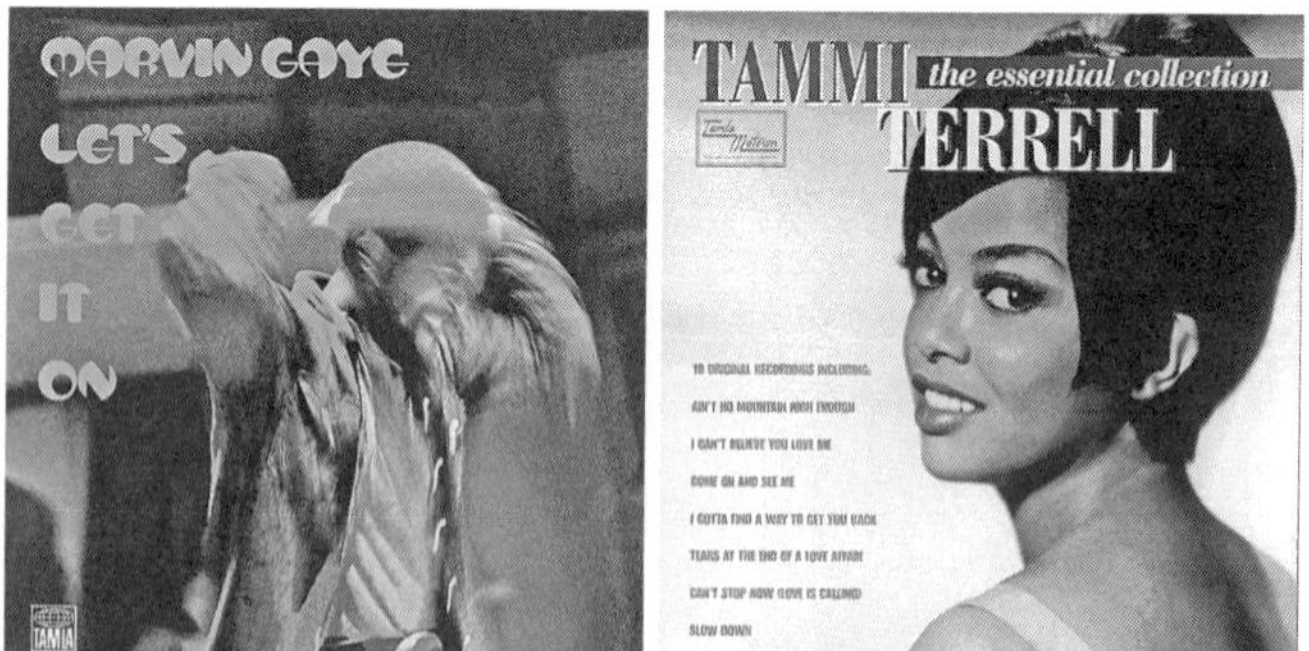

マーヴィン・ゲイ（左）とタミー・テレルの間にはプラトニックな純愛があったと信じたい（写真提供：いずれもユニバーサル ミュージック株式会社）

過剰に生真面目で誠実。誰かの期待を裏切ることができず、しかし芸術を消費や生産の手段にすることも厭わない時もある。そのくせ音楽に関しては絶対的に神経質。人好きのするカリスマの光が強いゆえに、その人生の不遇な時には一層その影が濃くなった。時には無頼を気取って、本気すれすれ（いや、おそらくその瞬間は本気であったろう）の放蕩に身を委ねた。愛の持つ二つの位相、つまり愛と欲望の狭間で苦悩し、そのどちらも完全に得るにはあまりに繊細であったマーヴィン・ゲイは、その浮沈の音楽人生ゆえに、どの作品もヴァルネラブルであるので、かのアルバムだけがヴァルネラブルなわけでもないのだが。

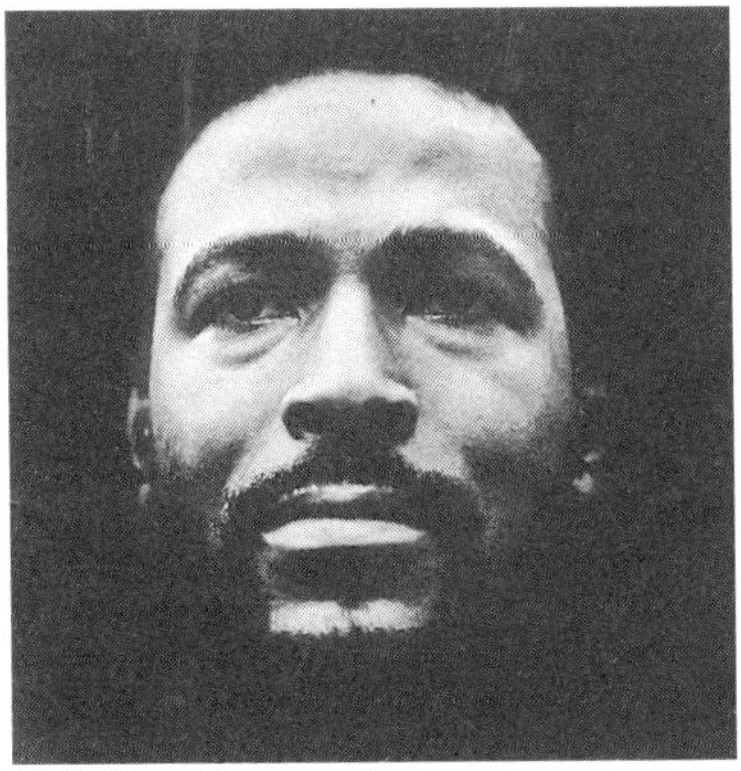

マーヴィン・ゲイ『Vulnerable』（ユニバーサル ミュージック）ジャケット（写真提供：ユニバーサル ミュージック株式会社）

ではなぜマーヴィンの音楽を通じて、私にヴァルネラブルの意味がわかるのか。それを言い表すのに私は、いつも簡潔な表現を使う。それは「スティーヴィー・ワンダーは私と一緒になって泣いてくれないだろうけれど、マーヴィンは一緒に泣いてくれるだろう」という〝思い込み〟である。これは、彼らの音楽を聴くことで私個人が勝手に感覚したことであるから、普遍的な解釈であるとは思わない。しかしこの表現の意味を知るのに、スティーヴィーやマーヴィンの音楽について改めて学ぶ必要は、何もない。

ヴァルネラブルということの意味を、私の表現からすくい上げるのに重要なことは、「一緒に泣いてくれるかどうか」という一点のみである。私と同じ気持ちで一緒に泣いてくれる人は、ヴァルネラブルな人なのである。

泣くという行為は、単に悲喜の感情のゆえに営まれるものではないような気がしている。もっと深いところで共感し、共鳴し、少なくとも本人が無意識だと考えている心の内側の過敏な繊毛が刺激され、その結果の過剰反応による感情的な疼きによって生まれる、一つの表現ではないだろうか。生理的であり、本能的であり、呪術的であり芸術的でもある。

マーヴィン・ゲイの音楽を通じて私がヴァルネラブルの意味が理解できると言う時、あるいは、マーヴィン・ゲイは私と一緒に泣いてくれると言う時、それは同時に、私もマーヴィン・ゲイと一緒に泣くことができると確信することであり、私がマーヴィン・ゲイに対してはヴァルネラブルな人であると言えることと同義である。

そうであるから、主体が「ヴァルネラブルな人である」ということは、相互関係の中でしかあり得ない。言い換えれば、ヴァルネラブルであるということは、常に関係の中でしか成立しないし、またヴァルネラブルな人同士でしか実感することができない。一方通行のヴァルネラブルは存在しない。共に在る、それも互いにコミットし合う在り方の中で、人はヴァルネラブルでいられる。

誰か特定の人に対してヴァルネラブルである人が、すべての人に対してヴァルネラブルでいられるとは限らない。先述の通り、それは双方向的なものだからである。

それは確かに、片想いでは成立しないし、一つの関係ごとに築き上げなくてはならないものであるかもしれないが、手の届かないことでもない。さしあたりその近道を具体的に示すことはできないが、誰の心にもヴァルネラブルな要素は備わっているであろうし、振り返れば、そうと知らずに誰かとヴァルネラブルな関係を築いた記憶に行き当たるかもしれない。双方向的であるがゆえに、人がヴァルネラブルである瞬間は、特異な共感で、それとわかるはずであるから。

正しく死ぬために、命一杯に生きる——虚空へ旅立つ全人的人間像

しかしいったい、死とは何であろう。死を考えることは生を考えることであり、生を考

えることは死を思うことにほかならない。と言いながら、現在の私にとっての死生観はいまだ寓話の域を出ない。

たとえば、日本が長寿国になった一方で、その実、福寿つまり幸福な長寿を生きる人がどれだけいるのだろうかと考える。いまや、自宅で生を全うする人に比べて、病院で死ぬ人は七倍近い。その中には、見送る身内すらない孤死を迎える人も少なくない。

この痛切な実情を噛み締めれば、時々この国の長寿は、傲慢な科学万能主義に対する神の拷問のように感じられることがある。生きながら死に、死んでいながら死にきることもできない永劫の苦しみ。

あるいは、どこまでも進歩を押し進め、振り返ることにはあまりに冷淡な、高度に発達し続ける医療技術を考える。

たとえば、ガンの治療薬ができた、新しい手術の方法が誕生した、無敵の医療機器が完成した、あらゆるウイルスに抗する新薬ができた、そしてついには人間の生老病死の暗号をすべて解明できた、という時代が訪れた時、人はどうやって死ねばよいのだろうか。人はどうしたら死ぬことができるのだろうか。人は、果たして死を選ぶことができるのだろうか。甘い砂糖で包まれた長寿の美徳の名のもとに、科学技術によって徹底的に肉体を管理され、ひいては自分の死すら選べない時代が到来するのではないかと、グロテスクな不安を抱かざるを得ない。

そう、技術の革新のみに根ざした医療の発達は人間から死を奪うだろう。それは同時に、人間から生を奪うことでもある。そんな時代に、〝死と舞踏すること〟の意味がわかる人などわずかであろう。だからこそ、「メメント・モリ」の重さがいよいよ際立つ。

眉間に皺を寄せて、世を憂いてみるまたその一方で、今度はこうも考える。昔の死はどうだったのだろう。

確かに、現代は医療も発達して、死に方そのものがわからなくなっている。あらゆる死に方が氾濫し、不自然死を除けば選び放題だから、むしろ死に方に関する価値観やスタイルが数多林立し、複雑で混乱していると言った方が適切かもしれない。

しかし死そのものに今昔は関係ないという気もする。命は長くなった。質を問う贅沢さも生まれた。だが、死が死であることに変わりなく、いかなる時代に、いかなる場所で、いかなる理由で死を迎えようと、死は死にちがいない。その死の刻が訪れるまで、生き抜かねばならないことには変わりがない。

ひとたび生を受けて、滅することは避けがたい宿命であり、生命のルールである。寓話であれ、差し迫った現実であれ、死生観を持つか持たないかで、その人生の意味は大きく変わる。締め切りを意識する人の業は美しさがいや増す。そして自分を愛することのできる人は、自分に降りかかる一分一秒を愛する人でもあり、そういう人は、〝人生の締め切り〟（死が虚空への旅立ちではあるとしても、少なくともそれが現世での締め切りであることに異論はないはずだ）を意識してすべての瞬間を受け容れる人である。

「死ぬまで生きなくてはならない」、そして「途中下車が許されない」人生において、死を締め切りとして意識することによって、人は自分を愛し、慈しみ、もって隣人を愛して、リアルな人生を生きていくことができる。

やがて来る死を思って、より美しく善い生を突き詰めれば突き詰めるほど、時には自分の命が惜しくなるかもしれない。「死にたくない」という死への恐怖は、人間の本能や素直な感情であるから、これを抱くことは健全だが、死を否定するべきではない。これは、生を受けたという喜びを呪うことと同じであるからだ。

そう、人は死ぬために生きているが、同時に命一杯生きるために死ぬのだ。命一杯生きるために、死を把握し意識する。この人は、「パワフルでヴァルネラブルでメメント・モリな人」なのである。

ダイアローグⅣ

ホリスティックな人間――〝愛の人〟――を目指して

現代に求められる理想的な人間像

近藤　最後の対話ですね。この本で前提としたテーマを、一つの軸として原稿を書いてきて、それが対談に発展していきましたが、私は、人生というのは織物じゃないかという感想を持っています。それはどういうことかというと、人生の中には、いろんな出来事や出会いがありますよね。人生は出来事の連続、イベントの連続といっていいかもしれません。これを横糸とするならば、今度はこうした事象の意味を、縦の視座から探るということを通じて、私自身の存在を示す布を織り上げるという作業だと思うんです。

生きる意味を探るその作業は、自分の魂とのダイアローグでもありますが、私たちの対談というのは、そういう私の魂のダイアローグ、あなたのダイアローグを重ね合わせた、もう一つのダイアローグじゃないかなという気がします。それによって、異なる色や模様が加えられて、一つの布地が出来上がってくる。実に面白い模様がここで描かれてきたのかな、と思うのですが、あなたはこれまでのやりとりを、どのように受け止めてこられましたか。

太田　振り返ってみると、もともとこの対話は、それぞれが書き進める原稿に出てくる違いをすり合わせるため、そしてそのすり合わせをすることによって、読者にもっと近づいていきたいという思いがあって、対談形式を提案したのですが、やはり原稿だけでコラボレートするよりも、実際に話し合ったことをまとめていくというのはリアルでよかったな、と思いますし、原稿だけで伝えきれない部分がより明確に表現できたと思います。本当に、横糸と縦糸でこの本はまとまっているという手ごたえがあります。

近藤　少しずつ織物を織って、次第に形や模様が見えてくるように、面白さを増してきた作業だったと私も思います。もう一つ、このダイアローグの目的はやはり、自分を見つめるという作業にあったと思います。人との出会いの中で、異文化も含めた他者という鏡に映し出された自分を理解することを通して、自他の中にさまざまな軋轢が生じたり、あるいは葛藤が生じたりしながら、自分というものの理解を深め、他者の理解を深めるという結果が生まれてくると思うのです。

これは、ヒトが人に成っていくプロセスの中で、当然経なければならない、人間形成の一つの道ではないかなと思うんですね。この本は共同作業で進めてきたわけですが、この作業を通して、さらにあなたが書いている原稿や対話で話した意見からもいろいろと、私自身が学んだことがたくさんありました。

太田　この本の最初のコンセプトが、我々は答えを出す人ではなく、とにかく意見を言って、今度は読み手が意見や反応してくれたりすることで、何かこう違う世界をお互いに見合い、見せ合う、というところにあったと思うんです。振り返ると、つくづくさまざまなテーマが出てきて、自分の中にある問題や関心が、全部詰め込めたなと思います。先生との対話の中で、今まで自分が気づかなかったことに気づいて、新しい問題意識や新しいテーマが見つけられた作業でした。これはもう共著で、かつダイアローグがあるという形、こうしたじっくり取り組んできた中でしか、味わえないというか、出ようがないことだと感じます。

この本の中に書いてあることは答えではなく、また答えだと思って読んでもらうのではなく、またむしろ答えであってはいけなくて、ここにさらにさまざまな意見や目線を加えて、深めていって枝を広げていく中で、さらなる問題意識に近づいていきたいですね。それが、異なる文化や他者を受け入れるための受け皿を広げる作業になってくると考えます。

近藤　今ここで話し合ったことをもう一つ別のレベルからいうとね、これは人間の二つの特性、つまり生存本能を表現し理解する、一つの手立てになると思います。人間は群生的な生き物。人間だから、関係性の中に生まれて、育ち、生きていくわけですから、生存本能というものが、当然ありますね。群生的な生き物であるがゆえに、競い争う。それがプラスに作用すれば、たとえば文化の発展や科学の進歩につながるでしょう。しかし、それがマイナスに作用すると、と思います。

差別や偏見、独善や争いを生んでしまうわけです。それが人間の生存本能、つまり一つの特性

もう一つの特性は統合です。これも二つの側面があって、プラスに働けば、統合するために

はお互いを理解し、共感し、優しさを示し合わなければならない。そして多様性との共生が生

まれてくるのです。逆にマイナスに働けば、その差異の除去や、支配、抑圧という形での統合

をしてしまう。

人類の歴史を見てみると、人間は、そうした生存本能に基づいて、文化の発展と衰退を交互

に繰り返しながら歩んできた。ＷＨＯ（世界保健機構）が人間の健康の定義を、これまで「フィ

ジカル、メンタル、ソーシャルに健全な状態」と定義していたのがそれにとどまらずに、そこ

にスピリチュアリティを盛り込んだところが、人間の本能の歴史が作った闇への反省の顕れだ

と私は思うんですよ。

スピリチュアリティというのは、宗派や意見、人種などを超えて人間に普遍的に与えられた、

人間の命や基本的な欲求の方向性を定めるエネルギーですから。

太田　人間の理解という時、ある時代、たとえば古代はスピリチュアリティの高いことが人間

らしさといわれる時代で、その次に、たとえばインテリジェンスや理性の時代が来て、それか

ら科学の時代に入って。どれも、人間の理解や把握という点では、正解だと思うんです。

今スピリチュアリティというと、「えっ？」と言う人もいると思います。それはオカルトじゃないか、と。近代以降はそういう傾向が連綿と続いて、それでも二十世紀末に我々は、争いを生み出す宗教の問題やカルト教団の問題などを通じてですが、人間が本来持っているスピリチュアリティから顔を背けられない現実に突き当たりました。

だから、現代はスピリチュアリティを見直し取り入れる時代、と言って、現代人の理解が誤っているとは思いませんし、時代遅れのオカルティズムとは思わないのです。それが現代人を表すすべてではないですけれども、今世間ではスピリチュアルという言葉がさまざまな場面で使われていますし、これは間違いなく一つの現代の人間理解の側面と言えるでしょうね。

近藤　人間の存在をスピリチュアルととらえた時代から、科学や理性の世界を経て、改めて人間のメンタルな能力が注目されて、そしてさらに今度は人間の感性や情緒の世界、つまりエモーショナルでスピリチュアルな世界に目覚めさせられる時代になってきました。

とはいえ、どれか一つの領域に傾いても、人間のホリスティックな成長とか健康というのを考えると不完全な状況だとは思いますけれど。ここでもう一度、知性も感性も、あるいはそれに伴う社会性のすべての側面を統合する形としてのスピリチュアリティというものが重視される時代になりましたね。そうであれば、それはある意味では、人間が生きていくうえに不可欠な、愛による人間の関係性ということにも、深く関わり直さざるを得ないのかな、という感じがします。

太田　統合された、要するにバランスのいい人間性や人間力というのは、一つの理想の人間像で、それをその時代になんと呼ぶか。本当はスピリチュアルで、インテリジェントで、人間の徳性をたくさん持っている人を、ある時代では万能人と呼び、ある時代は神秘的な人と呼び、ある時はインテリジェントな人だと呼ぶ。でもその人は、知的であったり、神秘的なだけではなくて、全部バランスよく持っているんだと思うんです。

だからたとえば、今スピリチュアルな人と表現することが一つの理想だと世の中でされているとすれば、その理想の人はただ単にスピリチュアリティを持っていて、感性だけで生きているかというとそうではなく、きちんと他の要素もみんな持って、統合されてバランスよく二十一世紀型の人間の理想像として、まるい状態で自己一致しているはずだと考えます。結局憧れる人たちによるその人に対する表現の仕方が違うだけかな、と。

ですから、原稿の中にある「ヴァルネラブルでパワフルでメメント・モリな人」というのも、一つはスピリチュアルとは違う表現で人間の理想像を語っているのだと私は思うのですけども。

近藤　ええ、たとえば宗教の世界の中で言えば、キリストも、釈迦も、ルターもそうであったかもしれないし、あるいは近代で言えばガンジーやマーティン・ルーサー・キングJr.牧師もそうであったかもしれないけど、我々の人類の歴史の中で、そういうすぐれたリーダーあるいは預言者たちが出てきてさまざまな役割を果たしてきたわけですよね。この人たちが何をしてきたかというと、これは我々人間みんなが持っている潜在的な意識を顕在化して、それを我々に提示することなのです。それが予言や教典、社会的な活動となって、我々に残されてきたんだと思うのね。時代によっては、そういう人たちがむしろ邪魔になって、殺されてきたね。十字架にかけられたりして。

太田　あるいは射殺や暗殺される、とかですね。

近藤　そういう人たちの、教えとか予言というものが、ある時代や社会で、さらに重みを増して、我々に迫ってくる時、そこが私は普遍性へとつながってくるのではないかと考えます。

茶道に見られる「愛の器」の原型

近藤　そのことと関連して、ちょっと話のテーマを変えて愛について考えてみましょうか。私は、愛というものを概念としてはとらえていなくて、より具体的な態度、あるいは行動ととらえています。

愛という言葉は、私たちの生きている現代社会においては、言葉ばかりが溢れていて、うっかりすると愛そのものの本質を知らずに、あたかも自分が愛の世界の中で生きている、あるいは愛の世界の中で自分の思い描く幸福を掴み取れるというふうに錯覚してしまう危険性があるような感じがするんです。
そういう危険性の中で私は、自らの人生の目的は何かと問われたならば、あえて「愛の人に成る」と言っているわけですが、この「愛の人」という言葉の方は、逆に定義が非常に難しいなと日々感じます。

太田　難しいですね。

近藤　仏教的に、愛という言葉よりも慈しみと考えた方が近いのかな。むしろ愛という言葉は、必ずしも健全でない形をとる危険性があるかもしれないですね。あなたの書いた文章では、自己愛と利己愛の違い、つまりナルシシズムを避けるための自己愛について書いていますが、その中でなるほどと共感したのが、あなたが「己を利す」「己を慈しむ」という表現を使っている点です。
先ほど述べたように、愛というのは観念的にとらえるのでなく、態度や行動で把握します。簡単に言えば、優しさの表現のことじゃないかなと思うんですよ。自分に対する優しさであり、また人に対する優しさである。で、優しいという文字は、〝人の憂いがわかる〟という二つの概念を表した文字ですよね。それが、まさしくあなたが書いている、自分と共に泣いてくれる、というヴァルネラビリティの解釈そのものだと思うのね。これこそまさに、私が考えている優しさの表現としての愛を、別の言葉で表現されているな、という感じがしています。

太田　あそこで書いたのは、もらい泣きというのとは違って、泣きたい人あるいは泣いている人に共感して、その人と自分がぴったり重なって泣ける、というイメージ。その人の泣きたい気持ちにそっくりなって共に泣ける、ということなんです。だから、感覚的にせよ具体的にせよ、なぜか同じ理由で泣ける、ということなんですね。

これほどの共感は日常そんなにあることではないですけれど、そうなった瞬間というのは、やっぱり、それも一種の自己愛。利己愛ではなくて自己愛だと思うんです。自他が重なって慈しんでいる。その人を慈しんでいることが結局、自分を慈しんでいることで、だからその人に共感して、その人ではないのに泣けるということだと思うんですね。

近藤　そうだね。別の言い方をすれば、自分を深く理解すればするほど、他者を深く理解する可能性が高まるということでしょうね。それをまたさらに別の言い方をすると、そういう高い他者理解の可能性を持った人を指して、私は「愛の人」とか「愛の器」という表現を使っているわけです。

「愛の人」もしくは「愛の器」という表現を使う時、私は茶の湯の茶器を想定しています。私は実際にはよく知らないのですが、茶の湯の世界では、お茶を点てる時にまず魂を込めるのではないでしょうか。最高の器を用いて、相手に、最高の魂がこもったお茶を差し上げる。受ける人は、その器をしっかりと手に握って、じっくりとその中のお茶をいただく。それは決して甘いお茶ではない、苦味があるお茶ですけれども、それを飲み干して、さらにその茶器を眺め、愛でるという作業をしますね。ああしたイメージなんです。

それで、あの茶の湯で使う茶器というのは、必ずしも完璧な器ではなくて、いろんなでこぼこがあったりするけど、でもそれは、いわゆる欠損のある器ではないわけですよね。もしそれが割れていたらお茶をいれることができないわけですから。そういう意味ではしっかりと用をなす、でも完璧なものではない。それを魂が通い合う者同士が共有するきっかけに使うというイメージが、私は茶の湯の世界かな、と……。

別の言い方をすれば、それは完璧な器ではないけれど、自分という大事な器の中に魂が、愛が満たされなければ、他者とそれを分かち合うことができない。自分という器を慈しむことができなければ、他者にそれを差し出しても、他者もそれを愛でることもできないということの比喩になるかな、と思いますが。

太田　実は私、日本の美学とはなんだろうと思って、思い切ってまとまった期間、お茶を習った時期がありました。お茶の世界、茶の湯の美しさってなんだろうと考えた時に、所作がきれいとか茶器の美しさというのもあるのでしょうけど、お茶の世界の真髄について、あくまで私が理解した美とは、もてなしの心だったんです。

その日がお茶会なら、ある人が心を込めて朝から水を打ったり、お花を摘んで生けたり、茶器を出したり、掛け軸を掛けたり、お茶を漉したり、準備をしておいてお客様を招く。当たり前ですが、お茶の世界は、点てる側が一番偉くないわけですよ。だからお点前を習うということは、一番偉くない人になるための稽古です。招かれた時の作法ももちろん学びますけど、お点前については、一見花形というか主役に見えますけど、実はもてなす側の作法を学ぶためにお茶を習うんですね。

点てる側と招かれたお客の間にはルールがあって、お客様の方でも、たとえ目の前に出された器が国宝でなくても、所作に不手際があっても、それをとやかく言うよりも、相手の精一杯のもてなしをありのままに受け取る、つまり汲むことがルールとして美しいのかなと感じました。いちいち、「出し方が違う」「お茶が熱すぎる」なんてことは言わない。招く側は、当然精一杯の準備をしているわけですから。

招く側は真心のもてなしをし、お客はそのもてなしを、心を込めて受け取るのがお茶の美しさ。もてなしを互いに、心を込めて交換し合うルールの中で成り立っている美しさだと理解したんです。

というのは、たとえば、お茶会だってお稽古だって、毎回よい場所でできるわけじゃなかったりするんです。それでも、先生やもてなす方が、「ここはあまり適当な場所じゃないけれど、せめてムードを感じてくださいい」と言って、一所懸命工夫して場の雰囲気を作ってくださるのです。そうすると、茶室じゃなくても、茶室のような、非日常の世界に思えてくる。稽古場が茶の湯のイメージと違っていても、うれしいわけです。

逆に、それをもし「全然違うよ」と思ったら、それはもうお茶の世界のもてなしの心はわからないことになるのかな、という気がしましたし、きっと真心をやりとりする〝もてなしの場〟という仮想空間はその場で消えてしまうのではないかと思ったんです。そういう感覚を、稽古した時の自分なりの答えにしたわけです。

今考えると、お茶の世界って、器を肘をついて眺めたり、少しフェティッシュなところがあるし、男の人が点てて、男の人が飲む場合も、その逆の組み合わせもありますけど、ある部分、閉じた空間の中でもてなしをやりとりする営為ですから、ちょっと官能的な面もあるような気がしますね。すごくセクシャルだと思うし、演劇性も強いので、一種のお芝居のようでもあります。子どもたちが読む絵本みたいなもので、お茶の世界は、人間の、愛やもてなしを器の中に込めてやりとりをする、お伽話の舞台のようだと思います。ですから先生が先ほど、「愛の器」や「愛の人に成る」という話の流れで茶の湯が例になったことは、すごくしっくり来ました。

近藤　なるほどね。茶の湯の世界もそうだし、宗教もそうだけれども、やっぱり本質を見失って、本質でないものにとらわれてしまうとね、お互いに違った人間同士として、本質的に共通するものを見出していこうとする行為が、どこかでおかしくなってしまうんじゃないかなと思います。

通じ合う喜びを大切にしないといけないよね。そのために必要な愛の器、これが仏教的には、空の世界と呼ぶのですけども。

たとえば、あなたが本文で書いた事実の一回性についてですが、この一回しかない事実を解釈する場合に、我々は特に臨床の場では、いかに二極化しないでニュートラルにふれあえるかを問われますけれど、言語／非言語にかかわらず、目の前の存在そのものから発せられるあらゆる形のメッセージを受け止められるマインドつまり器、それが仏教的に言えば、空ということなのかなと思います。

太田　器を空けておかないと、入ってくるものも入ってこないということですね。

心を空の器にして、愛で充たせる「愛の人」へ

近藤　私は喜寿の祝いの講演の中で、「私はこれからの人生で心がけたいことは、サムシング・グレートな存在とつながって、導かれながら、心をできるだけ空にして、風通しがいい状態で生きていきたいと思っています」と話したと思います。

それは、言うに易しくおこなうに難いことなのですけど。私自身の体験としては、ルルドで体験した癒し。つまり、幼い頃からずっと残っていた心の傷がルルドで癒されていく、というワンダフルな体験によって身が軽くなって、自由になった、心がすっきりした。空っぽになったというような体験をしたわけです。

で、そういうふうに心が空っぽになり、精神的に自由になった時に、何か、エネルギーが湧いて自分の器の中に溢れてくるような、そして閃きや新しいヴィジョンに満ちてくる感じがしました。自分の中に、改めてまた愛とは何かとかね、「自分を愛するように、隣人を愛する」という愛の統合というのかな、決して自分を否定するのではない、他人を否定するのでもない、自分を受け入れ、しかも他者を受け入れるという形での、愛による生き方の統合へのチャレンジを見出し、それに向かうエネルギーを自分の器の中に感ずるようになったんですね。その具体的な実践の一つが、ＴＬＣでした。

太田　自分の心を空にして、「愛の人」としての実践をどう形にするか。先生の場合はたとえばＴＬＣも一つそうだと思いますが、利己愛ではない自己愛によって支えられながら、誰かを通して自分を知り、そういう自分のことをわかっている自分で人を愛して生きていける、というのは、やはりどこかで死生観と関係があるのはないかという気がします。

死生観といっても命の問題だけではなくて、あらゆることに関して、自分に限界があることを知るのが大切だ、と。私などは、人間ちょっと虚無的なくらいがちょうどいい、とまで思っているんですけど。己が万能でないことを痛烈に知り、だけどまあいいじゃないか、と引き受けるという意味での虚無感ですが。

いずれにしても、自分の限界を知らないと人間関係を築いていくことができないのではないかとつくづく思います。そして究極的には、生命体としての限界、つまり命の限界に縛られることを人は免れえない。

人間、何百年も何千年も生きられるわけではないということを受け入れて、いつかこの世の生は終わるということがわからないと、先生がおっしゃったような、空の心にはなれないのかなと思いますが。

近藤 人間は命を含め、もろもろの限界性の中に生きています。それを受容できるという生き方が、他者の限界を受容する生き方にもつながってくると思うのね。有限であるがゆえに、弱くもあり、強くもあるという人間の姿。これこそ〝傷ついた癒し人〟という表現そのものです。自分の中の限界や弱さを知ることに強さがある、その強さのゆえにパワフルである、ゆえに他者の弱さや限界も受容でき、しかもそういう他者に対して、優しさや愛という形で、理解し受容し、共感し、和合して共生するという世界を導き出せる可能性があるんじゃないかな。

人生というのは小さな死の連続です。人生の営みにおいてはさまざまな喪失体験があります。その小さな死と対面して克服することが、終局的には、大きな死である肉体の死を受け入れることを可能にしてくれるのではないかな、と考えます。

私はたとえば、沖縄の「うりずんの家」を人に譲って、東京に居を移したのですが、あの家は、私のエネルギーや魂が込められた家でした。それを放棄するということは、大変な喪失体験です。そのプロセスに、「なぜこれほどまでに、自分は痛みを感じるのか」という想いと同時に、次の人生のステージに移るということに希望を抱いて喪失体験を克服した体験を通じてね、改めて、小さな死の受容の意味を再認識しました。

死生観を持ってホリスティックな人生を生きよう

太田　今回この第4章は非常に難しいテーマだったと思います。というのも、果たして自分が死生観について書いて、どこまでリアルなのかというのが非常に気になりました。

たとえば、自分が若いから死なない、とかそういうことではなくて、若くても、人間にはいつでも死の可能性はあると思いますし、たとえば大病をすれば、年齢に関係なくその時に死をかいま見る人もいると思います。この間一緒にスペインのハビエル城に行きましたでしょう（二〇〇六年四月）。そのハビエル城に、大変歴史的に価値のある「死の舞踏」の絵がありました。「死の舞踏」は、要するに、〝メメント・モリさせる〟ために、中世の祈祷書などで、骸骨が踊る絵を挿絵に入れたりするアレです。

それで、たとえば死が身近でないと一般的に思われる年頃の自分にとっての〝死の舞踏〟とはいったい何だろう、そのリアリティとは何だろうと振り返った時に、あることを思い出しました。

何年か前に、祖父の家系の代々の墓を東京に移したのですが、その時人手がないということで、私が手伝いに行ったのですが、墓掘りの人と一緒に、墓の中のものを一緒に外に出す作業をしました。そうすると、地下の墓の中に白骨の入った壷があるわけです。今度はその壷を地上に出して、風呂敷の上に出して、天日干しして、それをもう一回焼いて供養しましたが、あのとき自分が手にしていた陶磁のような、嘘のような骸骨を思い出します。作り物みたいな、非現実的な白骨だけど、この人と自分は絶対つながっているわけですよ。身近な人の死にあっては、確かにお骨を拾ったりする場面はあるかと思いますけど、顔も見たことがない何代も前の先祖ですよね、手の中の白骨は。

こういう経験って、普通なかなかないと思いますが、何代も前の先祖の白骨を触った時はじめて、自分が「あ、死と舞踏してる‼」って感じたんですね。あのとき、死を迎えることは怖いし、不安だけれども、これはどうしても避けられないことで、ならばそれを自分の中でどう受け入れながら生きていくか、という意識を持つことが、ひいては、〝死ぬまで生きる間〟つまり人生の意味を決めるのかな、という気がしたんですね。

白骨を触るというあまりに異質な状況の中で、感覚に閃いたのです。頭で考えるというよりも、強いフラッシュで焼き付くような、そういう感覚がありました。以来、私なりの、ではありますが死生観というものを意識するようになりましたね。

近藤　年齢的に言えばね、私はあなたよりももっと身近に、自分の死が迫っているわけです。その意味で、メメント・モリな生き方というものを日々味わいながら生きています。たとえば私がパートナーを残して仕事に行く時に、あるいはその逆の時に、お互いに、これがもうこの世において顔を合わせる最後の時かな、という意識がね、特に感じられる日々なんですね。まさに現代は、いつ死が訪れるかわからない、死と同居しながら生きている時代でもありますね。だからなおさらそれを感じるのだと思うんですが。

そうした時に、今回自分のパートの原稿を書いている時に感じたのですが、人間は皆バース・ヴィジョンを達成して死ぬとは思えないんですね。未完成が人間の現実です。だからこそ、夫婦、親子、友人たちに、達成できていないこの世の仕事や課題を託して、人は命の終焉を迎えるわけです。

私は死の美学として、遺灰は、残る者のために部分的にはこの地上に残してもよいけれども、大半は海にまいて、命の源である海に戻して欲しいという願いを持っています。なぜそう願うかというと、現実的に描くイメージとしては、海に戻した灰はやがて海水の一部になり、海水は状況に応じて蒸発して天空に上る、ということで、虚空への旅立ちのリアルなイメージにつながるからです。

そういう意味で、私は未完成のままこの世を去るけれども、私には、この地上に残す家族とのつながりはさらに続いていく。〝聖なる家族〟に仕事を託して、未完成のままこの世を去ることに安らぎを感じながら、虚空に旅立っていくという感覚です。

そのためには、この世にまだ残された命を燃やして、なさねばならない仕事があります。その一つは、あえて言うならば新家族主義の開拓という作業です。

親が子どもを殺すという悲劇が連日のように起きていますよね。家族は、古来の人間の生の営みのベースだけども、根源であるだけに、それが歪んだ形になると、ものすごく悲劇的になる。それを越えた世界に目覚め、さらにそれによって、肉のつながりの家族のあり方というものを見直して作り直すことが必要じゃないかと思うんですよね。そのために、新家族主義という、大きな家族の未来を考えていく必要があるかなと思います。

この新しい家族主義に基づく、〝聖なる家族〟のようなつながりを、今の社会も求めているのではないかな、と思います。互いに支え合い、癒し合い、助け合いながら生きていけるような、ね。それこそ、沖縄の琉球文化にあるような、〝ゆい〟の精神、広い意味での家族ですね。血のつながりだけでない、結び合いやつながりというものに希望を託しているんです。そういう意味で、私は人類に絶望はしていないし、サムシング・グレートも、まだ絶望していないと私は思います。

太田　その希望に真剣に対峙することが、これからの先生のテーマであり、私のテーマでもあります。もちろん、私も先生の仕事を私なりに継ぐ〝聖なる家族〟に入っていると信じています。人間の営みの連鎖と継承の向こうに、先生が本書の冒頭に述べた「いずこに行くや」というあの問いの答えがあるのかな、という気がします。

エピローグ

文字と終わりのない私小説――近藤 裕

私は、人生はヒトが人間に成るプロセスを描いた私小説のようなものだと思う。これまでに幾度も述べたように、文字も言葉も知らない「ヒト」が、やがて、言語を学び、「人」になり、さらに、「人間」としての営みを求めて旅立つ。そして、人生という名の旅の途上での体験の積み重ねを通して、生きる意味の模索を続ける。身につけた言語能力や表象能力を用いて感情のひだを耕し、思考の花を咲かせ、「考える人」として悲喜交々《こもごも》の体験を重ねながら、生きる意味と歓びを探る旅を続ける。

人の人生は、このように、「生きる意味を探る旅」の日々の体験を綴り続ける日記なのだと。一枚、一枚の白紙のページに人生のドラマを展開し、書き上げる私小説である。そこに綴られた文章や、物語には「いのち」が宿り、それを読む人を自身の魂との対話に誘う。

さらに、人生は「終わりが書かれていない私小説」でもある。どのようにその小説を終わらせるかは、書きつづけるプロセスによって決まるからだ。つまり、読者自身の私小説をどのような結末にするかは、自身の選択、決断、行動によって決まる。

このように、中身も結末もまだ書かれていないから、「文字のない、終わりのない私小説」は面白い。自由に書くことができるから楽しい。自分の人生の一ページ、一ページを自分の手で埋めながら生きることができることは、実に面白く、楽しくもある。

そして、私たちの人生の営みを演ずる舞台であるこの地球も面白い！　どこへ行き、誰と会っても、そこが宝島なのだから。自分の裡に隠されている宝石を発見するために必要な、たくさんの智慧が隠されているから楽しいのだ。その舞台で出逢う人たちとの対話が自分の魂とのダイアローグを招き、人生を耕し、花を咲かせ，実を豊かに実らせる可能性を高めてくれるからだ。地球は、まさに宝探しの舞台でもある。

この「終わりが書かれていない私小説」を演じることは、面白さがあると同時に難しくもある。自分が望むようなドラマの結末を迎えるために、それにふさわしい舞台を創る作業が求められているからだ。自身の役を演じながら、同時に、舞台を望む形に変えていくという作業も進めなければならない。舞台の上での与えられた役をただ演じていれば済む、というわけにはいかないのだ。受身のスタンスではなく、能動的に、主体的に舞台を創っていくスタンスが求められているのだ。

今、一冊の本に心を奪われ、改めて読み返している。アービン・ラズロの『マクロシフト』（文春ネスコ）という衝撃的な本だ。原書のサブタイトルには「サステナブルワールド（生きのびる世界）に移行するナビゲーション」とある。

アービン・ラズロが会長を務めるブタベストクラブは、世界の著名な科学者、哲学者、宗教家、国際政治学者たちが結集して、科学、文化、経済と精神性の統合によって、宇宙的視野に立った倫理観や人類の未来社会の方向づけに役立つ視点を提供することを目的に設立された国際組織である（『マクロシフト』は二〇〇一年に公にされた報告書）。

「マクロシフト」とは、カオス的、危機的な時代分岐点を通る大規模な社会変化を意味する言葉だ。世界の崩壊を招くか、逆に新しい世界を築く方向に転換するか、それほど重大な転換を「マクロシフト」という。

今、私たちの世界に起きているマクロシフトは、ロゴス（理性）からホロス（全体性

——ギリシャ語の holos で、whole —全体、health —健康、heal —癒し、holy —聖い、などの語源）へのシフトで、宇宙的倫理意識のもとで、すべてのものが共生し、平和で維持可能（サステイナブル）な文明を築ける世界を模索していることを意味しているのではないか、というのだ。狂気と化しはじめた人類の理性がもたらした混沌の世界から脱出し、ホロス的に健全な安定した世界へシフトすることが、今、求められているというのだ。

人類史上における過去の何回かのマクロシフトは、人類の繁栄をもたらしたが、今回のマクロシフトはどのような結果を招くことになるのだろうか。人類の繁栄をもたらすものなのか。それとも、人類の破滅を招くのか。

私は、ここ何年か〝癒し〟という概念で、私たちが直面しているさまざまな世界の動きや社会の病理現象を観てきた。二十世紀の後半は多くの病む人、病む家族、病む社会を生み出してきたことは否定できない。このことを、単なるミクロな現象として受け止め、見逃してはならないと思う。これらの現象は、すべて、今、世界に起きているマクロシフトの警告的兆候であるように、私には思える。マクロシフトは、戦争などといった大きな出来事を通して現れるとは限らない。社会に発生するさまざまなミクロな現象を通しても現れると思えるからだ。

私は、二十一世紀は、これらの病理現象の癒しの世紀であると観た。特に、今世紀の初頭の数年に、人類が、世界がこの癒しの作業を怠ったなら、世界には重大な社会的病理現象が蔓延し、やがて、文明はもちろん、国や人類の滅亡さえも招きかねないと思えてならない。そこに、一抹の危機感を抱くのは、私だけではないだろう。

今、私たちは、真剣に問わねばならない。私たちの宇宙船地球号は（海が陸地より多いこの惑星は、本来は水球と呼ぶべきか）どこに向かっているのか。新しい、平和で、健全な地球に生まれ変わろうとしているのか。それとも、病死し、自爆する運命に遭うのか。レオナルド・ダ・ヴィンチの〝最後の審判〟を予想して描いたと思われる洪水の絵のように、陸地は海に呑まれ、人類は滅亡し、新しい「水球」として生まれ変わるのか。そして、その水球から新しい「ヒト」を創造するドラマが始まろうとしているのだろうか。

サムシング・グレートの計画は、私たちの想像、予測、予言を超えている。

私は、私に向けられた問いかけを聴く。この私は、どこに向かっているのか、と。私の人生のハンドルは誰が握っているのか。自分の人生の運命を、私は誰の手に委ねているのか、と。

そして、自分は何処に行こうとしているのか、何処に行きたいのか。そのためにどんなナビゲーションを必要としているのか、と。

私たちは、今こそ、人生や社会や、世界を俯瞰する宇宙的人生観に基づいた癒し、統合、和合、共生を指向する強力なナビゲーションを必要としているのではないだろうか。

「未来は予測するものではなく、創造するものだ」と語るアーサー・C・クラーク（ブタベストクラブ名誉会員、作家）が、序文に寄せている含蓄ある言葉が胸に響く。私たちは、「マクロシフト」が起きている今日の文明の変化に、巧みに対応することが求められている、とクラークは訴えている。「これは、単なる机上の空論、頭の体操ではない。なにしろ、私たちが感じ方や行動をどう変えるかによって、このマクロシフトの結果は大いに違ってくるのだから」と。

私は、自分の人生に失望していない。私の人生が私に期待しているものがあると信じるからだ。私は、私の人生を生きる意味を探る旅、私の人生の目的を果たす旅を、希望を持って歩み続け、私のライフストーリーを書き綴る作業を続けながら、〝私〟のドラマを演じ続ける。

「神」は人類に失望はしても、いまだ絶望はしていないのだから。

あとがき

太田　塁

「神は手直しができるが、歴史家はそれができない」

なんということはない。これ、私のTシャツに書かれた英文を訳しただけだ。

さて冒頭で示した通り、この本は夢物語から生まれた。そして、あてのない夢は、やがて、この本の必然性と、今世に問うだけの価値がないでもない、という確信へと変わっていった。

かつて、どこの家にも、赤本があった。『家庭の医学』というあの分厚い一冊である。今も、一般の家庭にあの手の本が、しかるべき敬意と居場所を与えられて、滅多に開かぬ戸棚に鎮座しているかしれないが、私はいつしかこの共著を、「現代の赤本」にしたいと思うようになっていた。

つまり、いつも読みたい本ではないが、時々、必要に応じて読み返して、「なるほど」

と新たな視座を得たり、「なに、気の迷いだった。別に読み返す必要もなかったな」と後悔してもらうための一冊。しかし、決して捨てられない一冊である。

再び、プロローグに述べたように、実際には、文字で見るほどには道徳も主義も倫理も語ってはいない。私に関して言えばただ、この目を通し、世の中を描写したにすぎない。

さらにそれらは、ここ十年間考え続けてきたことがベースになっていることは間違いないといえ、あくまで、この瞬間の気持ちであって、日々の思考実験を経て、明日にはいろいろな意味において考え方が変わっているかもしれない。

その意味でも、毎日おびただしい量の文字情報（そう、本や雑誌、ニュースにネット）がリリースされている時代に、これは、きわめて贅沢な本である。何分、スキャンダルもないし、ショッキングなトピックもない。ただ、慈しむべき日常を詩的に夢想した狂恋夢のようなものだ。しかし、文字が簡単に消費される、あるいは消費されることなく廃棄される時代にあって、熱意とインスピレーションに支えられた、ある種のディレッタンティズムに徹しただけの本を出版できたことは、ひいては、文章の持つ力のルネッサンス（そう、書いてあることだけでなく、どう書いてあるかも見直されるべきなのだ）に貢献する営為になったのではないかと自負している。

今後、本書で述べたうわごとは、私自身にとっても、新たな着想の枝葉を得る苗床となるであろうし、またこの執筆によって、これまで錯綜していた思いつきをまとめる機会ともなったことは喜ばしいことである。

再び「神は手直しができるが、歴史家はそれができない」、である。ここにあるのは、結局この本がこの世に生まれたという事実だけである。そして〝神である読み手〟は、読み捨てにせず、この本を時々開いて、なんにせよ反応を得ていただきたいと願っている。文章のトーンについては、近藤氏とも意見交換をした。確かに、あまり読みやすい文章だとは思わないが、これは読者の読み返しという参加を願ってのことである。反応という継続的な手直しによる、この夢物語への読者の参加を期待しているのだ。それが読み捨てられない「現代の赤本」の使い方と心得るのである。

この本は、近藤裕氏との共著である。とはいえ、二人の力だけで世に出たものではもちろんない。「本を書いている」という報告以来、真に心待ちにしていてくれたすべての〝潜在的読者〟――そう、この本は、出来上がる前からたくさんのファンの応援をいただくことができた、幸運な一冊である――の皆さんに。いつも、第一の読者であり、ファンであり、支援者である家族に。特に、忙しい中、面倒な文字データ作成を手伝ってくれた弟に。

本書に登場した縁《ゆかり》ある人たちに。そして登場はしなかったけれど、いつも私の心を占める人たちに。尊敬する恩師のS氏たちに。何より、このようなご時勢に出版に挑んでくださった地湧社の増田圭一郎専務に、この場を借りて深く感謝の意を示したい。

この一冊の夢の共同作業を、美談の記念碑とするつもりは毛頭ない。今後も、手法や形式を問わず、近藤氏とは〝青年同士〟、積極的に互いに橋を渡し合う対話を重ねる心意気だ。もしもそれが必然ならば。

イシドロ・リバス神父の健康を祈りつつ

二〇〇七年　五月

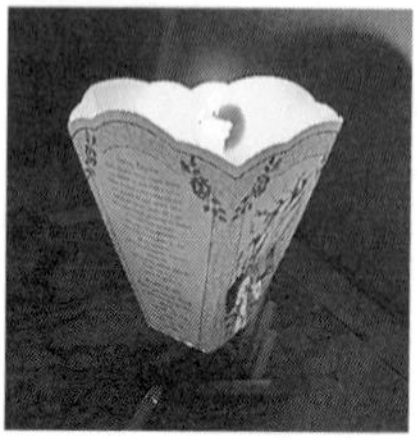

〈著者紹介〉
近藤 裕（こんどう ひろし）
サイコセラピスト、教育学博士（臨床心理）。1928年生れ。早稲田大学専門部を経て西南学院大学を卒業。九州大学教育心理学教室で学び、米国へ留学。'71年から米国バークレー市のヘリック・メモリアル病院で心理相談室長を12年間務め、帰国。東京女子大学、昭和大学藤が丘病院で講師を務める。現在、ライフマネジメント研究所所長。企業向けセミナー、臨床、講演、執筆活動をおこなっている。著書に『スピリチュアル・ケアの生き方』（地湧社）ほか多数。
太田 塁（おおた るい）
文筆家。1973年生れ。青山学院大学卒業、法政大学大学院修士課程修了。大学院在籍中より専門誌で活動。音楽評やコラム、美術評などを執筆する。心の問題から文化論、社会問題など広範な関心領域を持つ。㈳産業カウンセラー協会会員。産業カウンセラー。

何《なん》のために生《い》き、死《し》ぬの？　——意味《いみ》を探《さぐ》る旅《たび》

2007年6月10日　初版発行

著　者　近藤裕・太田塁 ©
発行者　増田正雄
発行所　株式会社 地《ち》湧《ゆう》社
東京都千代田区神田北乗物町16（〒101-0036）
電話番号03-3258-1251　郵便振替00120-5-36341
装　幀　石渡早苗（原案　太田塁）
印　刷　新灯印刷
製　本　根本製本

万一乱丁または落丁の場合は、お手数ですが小社までお送りください。
送料小社負担にて、お取り替えいたします。
ISBN978-4-88503-814-3 C0010

スピリチュアル・ケアの生き方
近藤裕著
フランスの聖地、ルルドの泉で自らも深い「癒し」を体験したサイコセラピストが、相手と自分自身の「魂のうずき」をケアして、心とからだを癒し合うためのノウハウをすべての現代人に贈る。
四六判並製

地湧きのことば
地湧社編
農業者、医者、科学者、教育者、宗教者、その他肩書きのつけようのないさまざまな分野の人々が、自分自身の体を通して得た智恵を語る。読み進めるごとに心が洗われ、生きる元気がわいてくる本。
四六判並製

アルケミスト
夢を旅した少年
パウロ・コエーリョ著／山川紘矢・亜希子訳
スペインの羊飼いの少年が、夢で見た宝物を探してエジプトへ渡り、砂漠で錬金術師の弟子となる。宝探しの旅はいつしか自己探究の旅となって……。ブラジル生まれのスピリチュアル・ノベルの名作。
四六判上製

自分さがしの瞑想
ひとりで始めるプロセスワーク
アーノルド・ミンデル著／手塚・高尾訳
夢、からだの感覚、自然に出てくる動き、さらに雑念から人間関係まで、ありのままに受けとめることから自分をより深く知り、囚われのない「今」を素直に生きるためのトレーニング・マニュアル。
四六判並製

たったひとつの命だから
ワンライフプロジェクト編
福岡県久留米市のミニFMに寄せられたメッセージを中心に集めた文集。一人が発した言葉が他の人の心を揺さぶり、次のメッセージを呼ぶ。深く魂が響き合う様子が生き生きと伝わってくる。
四六判上製